AF452042

A. MARTINET

INTERNE DES HÔPITAUX

LICENCIÉ ÈS-SCIENCES

Des Variétés Anatomiques

d'Abcès sous-phréniques

PARIS

SOCIÉTÉ D'ÉDITIONS SCIENTIFIQUES

PLACE DE L'ÉCOLE DE MÉDECINE

4, Rue Antoine-Dubois, 4

1898

A. MARTINET

INTERNE DES HÔPITAUX

LICENCIÉ ÈS-SCIENCES

Des Variétés Anatomiques

d'Abcès sous-phréniques

PARIS

SOCIÉTÉ D'ÉDITIONS SCIENTIFIQUES

PLACE DE L'ÉCOLE DE MÉDECINE

4, Rue Antoine-Dubois, 4

1898

DU MÊME AUTEUR

Le Sommeil, théories physiologiques (*Revue encyclopédique Larousse*, 1896).

Traitement du Lupus par les caustiques chimiques (*Annales de de Dermatologie et de Syphiligraphie*, 1896).

Acnitis, en collaboration avec MM. les Docteurs Tenneson et Leredde (*Annales de Dermatologie et de Syphiligraphie*, 1896).

Questions d'Internat, en 50 fascicules (Maloine, éditeur), en collaboration avec M. Jean Roger, 1897.

Dyshidrose, observations et examen anatomo pathologique (In thèse Farez, 1897).

Sur un cas d'Hermaphrodisme (Inédit, 1898).

A MES BONS PARENTS

Qui ont sacrifié leur tranquillité et leur santé pour faire de moi
le peu que je suis.

A MON EXCELLENTE FEMME

Dont la bien tendre affection a été dans la lutte mon plus sûr soutien.

A Monsieur le Docteur ROCHEFORT de CHATOU

Dont la vie a été pour moi un perpétuel exemple
de sacerdoce médical.

INTRODUCTION

Les observations que nous rapportons dans cette thèse
sont relatives à une localisation réputée rare des abcès (on
n'en a publié jusqu'aujourd'hui qu'environ 250 cas). Sans
adopter entièrement les vues de Beck (1) qui rapproche les
abcès sous-diaphragmatiques des appendicites et qui pense
que l'on trouvera les premiers avec une fréquence au moins
égale à celle des seconds quand on les recherchera avec soin,
il n'en est pas moins vraisemblable que le chiffre précédent
ne donne qu'une idée fausse de leur fréquence relative. Les
seuls cas publiés sont en effet les cas les plus graves, ceux
qui, pour la plupart, ont été l'occasion d'une intervention
chirurgicale ou dont les lésions présentaient une particularité
remarquable. L'attention n'est pas attirée sur cette affection,
on la recherche peu dans les autopsies et elle doit de ce fait
passer souvent inaperçue ; enfin dans l'impossibilité où nous
sommes fréquemment de les diagnostiquer sur le vivant,
nous ne pouvons toujours tenir compte des cas terminés
spontanément par la guérison, soit que les abcès s'ouvrent à
la peau (2) ou dans les organes creux (vomiques (3), ouverture dans l'intestin (4), soit que leurs parois s'organisent, se
sclérosent, que leur contenu se résorbe et qu'il n'en reste

(1) Beck. Subphrenic abcess. New-York Med. record, 1896, p 217.
(2) Routier. Société de Chirurgie, 17 novembre 1897.
(3) Starke. Charite Annalen, 1882, p. 300. — Nowack. Schmidt's Jahrbuch, 1891, p. 73 et 200. — Obs. personnelle V.
(4) Nowack, loco citato.

pour tout vestige ultérieurement que des adhérences dont la signification n'est pas toujours bien précise (1).

Une discussion récente à la Société médicale des hôpitaux (2) et à la Société de Chirurgie (3) ont attiré à nouveau l'attention sur cette affection et en ont fait un véritable sujet d'actualité. C'est à cette occasion que nous avons cru utile de publier les quelques faits recueillis par nous. Ce travail nous a conduit à recueillir un certain nombre des observations publiées jusqu'à ce jour, à préciser quelques détails anatomiques et pathogéniques relatifs à cette affection, à insister sur les variétés anatomiques déjà bien vues par Hadra (4) et à en tirer quelques conclusions d'ordre pratique relatives au traitement.

Nous passerons rapidement sur l'historique, l'étiologie, la symptomatologie des abcès sous-phréniques pour concentrer notre attention sur l'anatomie pathologique, la pathogénie, le traitement dont l'exposé systématique a été jusqu'ici plus délaissé.

Nous remercions tout particulièrement Messieurs les Docteurs Peyrot, Guinard et Landrieux. C'est dans leur beau service que nous avons recueilli les observations qui ont été le point de départ de ce travail, c'est sous leur inspiration qu'il a été commencé, ils ont bien voulu nous éclairer de leurs conseils — ce n'est pas au surplus notre seule dette de reconnaissance à leur endroit.

(1) Marion. Thèse de Paris, 1897, p. 71 (Ulcère hémorrhagique).— Dupouy. Thèse de Paris, 1898. De la périgastrite adhésive.
(2) Courtois Suffit. Société médicale des Hôpitaux, 12 novembre 1897.
(3) Société de Chirurgie. Séances des 9 et 17 nov. et 1er déc. 1897.
(4) Hadra. New-York med. Journal, 2 juin 1894. T. 59, p. 673.

HISTORIQUE.

I. Phase anatomo-pathologique.

Les premières observations publiées — dont la plus ancienne semble celle de Veit (1) qui, en 1797, rapporte un cas d'abcès hydatique situé entre le foie et le diaphragme — sont toutes de pures descriptions anatomo-pathologiques, de simples trouvailles d'autopsie. Nous avons colligé toutes les observations de ce genre que nous avons pu recueillir, nous croyons inutile d'y insister ici.

II. Phase clinique.

Barlow (2) le premier, dès 1845, fit le diagnostic de pyopneumothorax sous-phrénique (on trouvera son observation à la fin de ce travail). Il fallut près de 32 ans pour que ce fait sortît de l'oubli où il était tombé pour qu'Eisenlohr (3) fît à son tour, en 1877, le diagnostic du vivant du malade et cherchât à fixer la modalité clinique des abcès sous-diaphragmatiques. Il est juste de rappeler que dès 1874 Rigal avait communiqué à la Société médicale des hôpitaux une observation d'abcès sous-phrénique ouvert à la pâte de Vienne et terminé par la mort. Bientôt Leyden (4) et presque simul-

(1) Veit. in Revue générale de Mauclaire. Gaz. des Hôp., 16 mars 1895.
(2) Barlow. London Med. Gaz. Mai 1845.
(3) Eisenlohr. Berlin. Klin. Wochenschrift, n° 37, p. 539.
(4) Leyden. Berlin. Klin. Wochenschrift, novembre 1879, p. 320.

tanément Cossy (1) (1879) complétèrent la description clinique et montrèrent que le diagnostic de cette affection est relativement facile. C'est vraiment de leurs travaux que date l'étude clinique des abcès sous-phréniques. Nous ne savons pourquoi les travaux de Leyden sont surtout connus ou plutôt cités en France, car le mémoire de Cossy ne le cède en rien à celui de cet auteur comme intérêt et comme pénétration clinique. Il distinguait trois variétés de pneumothorax d'origine gastro-intestinale : le pneumothorax intra-pleural vrai, le pneumothorax inter-pleuro-diaphragmatique, le pneumothorax sous-diaphragmatique.

Les auteurs qui suivent parachèvent l'histoire clinique de l'affection, dont le diagnostic devient dans la plupart des cas relativement aisé. On montre bientôt qu'à côté des pyopneumothorax subphréniens de Leyden et Cossy il convient de décrire des abcès simplement purulents, non gazeux, d'où la tendance à substituer la dénomination d'abcès sous-phrénique (Jaffé) (2).

Les observations se multiplient rapidement. Scheurlen (3) en réunissait 34 cas en 1888, Bogoliepoff (4) 50 en 1890, Nowack (5) 80 en 1891, Maydl (6) 179 en 1895 et nous évaluons à 250 environ le nombre actuel des cas publiés.

III. — Phase chirurgicale

A la phase précédente, toute clinique et médicale, devait tout naturellement succéder, en présence des résultats lamentables du traitement dit médical, une période chirurgicale interventionniste. Dès 1846, Williams (7) avait bien incisé un

(1) Cossy. Arch. gén. de Médecine, novembre 1879.
(2) Jaffé. Deutsch med. Wochens., 1891, n° 16.
(3) Scheurlen Uber pyothorax subphrenicus. Charité Annalen 1889, p. 159.
(4) Bogoliepoff. Revue de Médecine russe, 1892. in Thèse Besredkes.
(5) Nowack. Schmidt's Jahrbücher, n° 10 et 11.
(6) Maydl. Monographie, Vienne, 1894.
(7) Williams. London med. Gazette, décembre 1846.

abcès inter-hépato-diaphragmatique consécutif à une perforation dysentérique du côlon transverse, mais de même qu'il fallut trente-deux ans pour faire sortir de l'oubli l'observation clinique de Barlow susmentionnée, il fallut près de trente-trois ans pour que l'exemple de Williams fût suivi par Leyden en 1879, et cette pratique ne s'est même généralisée qu'à une date relativement récente. Ce n'est guère, en effet, que depuis 1889 que nous voyons se multiplier les interventions relatives aux abcès sous-phréniques. (V. les Observations rapportées.)

Debove et Rémond (1) furent les premiers auteurs qui rapportèrent un cas de guérison d'un abcès sous-phrénique traité chirurgicalement par l'incision et le drainage. Depuis, le traitement des abcès sous-phréniques a été rattaché d'une façon formelle au domaine de la chirurgie et le taux des guérisons s'est élevé, comme nous le verrons, d'une façon vraiment étonnante. Du triomphe des chirurgiens devaient résulter de nombreux et excellents documents cliniques et anatomo-pathologiques. Cette tendance interventionniste devait amener à décrire et à diagnostiquer des variétés anatomiques et étiologiques plus nombreuses, à préciser la nature et l'étendue des interventions, à poser de façon plus nette les indications opératoires. C'est ce que nous chercherons à faire dans ce travail: c'est aussi ce qu'ont cherché à faire dans leurs thèses nos devanciers : Ramadan (2), Deschamps (3), Grandsire (4), Thouvenin (5) et Mauclaire (6), enfin, dans une remarquable revue générale de la *Gazette des Hôpitaux*.

Nous croyons utile de reproduire à la fin de ce chapitre historique la liste des dénominations données par les divers auteurs à l'affection qui nous occupe : Pyo-pneumothorax (Leyden), Faux pneumothorax (Cossy), Empyème sous-phrénique,

(1) Debove et Rémond. Gaz. des Hôpitaux, 1890, n° 124, p. 1150.
(2) Ramadan. Thèse Paris, 1891.
(3) Deschamps.   id.   1886.
(4) Grandsire.   id.   1895.
(5) Thouvenin.   id.   1896.
(6) Mauclaire. *Gazette des Hôpitaux*, 16 mars 1895.

Phréno-péritonite (Van Lair), Péritonite pseudo-perforative (Sanger), Abcès péritonéaux para-phréniques (Mauclaire), Abcès périgastriques (Fenwik), Périgastrite (Albers), Péri-hépatite suppurée avec abcès fétide (Rigal), Abcès supra-hépatique (Bernheim), Abcès hépato-péritonéal (Féréol), Abcès hypo-phréniques, sous-diaphragmatiques, sous-phréniques.

C'est cette dénomination qui est aujourd'hui et avec raison le plus généralement adoptée. Elle est à coup sûr la plus compréhensive et la meilleure : et de plus elle est purement anatomique et ne préjuge pas une origine toujours la même.

ÉTIOLOGIE

Comme nous le disons dans l'introduction, l'affection est certainement plus fréquente que ne le ferait croire le chiffre de 250 cas actuellement publiés. Les observations se multiplient rapidement depuis qu'on connaît mieux le tableau clinique des abcès sous-phréniques et depuis qu'on y pense davantage. Il n'est pas douteux, d'autre part, qu'un bon nombre de cas bénins terminés spontanément par la guérison passeront longtemps encore inaperçus sous le couvert d'erreurs de diagnostic. Nous pouvons cependant nous rendre un compte approximatif de leur fréquence d'après les données suivantes :

Dans la statistique de 1891, publiée par notre Maître M. Peyrot (1), nous voyons mentionnés pour la salle Elisa Roy 1 abcès sous-phrénique pour 407 malades, pour la salle Nélaton 1 abcès sous-phrénique pour 708 malades. En 1897, pendant que nous avions l'honneur d'être son interne, nous avons recueilli à Elisa Roy 2 observations sur 400 malades environ, à Nélaton une observation sur 700 malades. En 1898, enfin, dans le service de notre maître M. Landrieux, nous avons recueilli un cas, un autre a été recueilli par nous à la salle d'autopsie.

L'affection paraît donc rare et nous sommes prêts à repousser l'affirmation de Beck (2) qui pense qu'on trouvera les abcès sous-phréniques avec une fréquence au moins égale à celle des appendicites quand on les recherchera avec soin —

(1) Peyrot. Statistique du Service. Masson, 1892.
(2) Beck, loco citato.

ce qui peut cependant nous laisser en suspens est ce fait que, si nous nous reportons à la statistique de M. Peyrot pour l'année 1891, — période préhistorique de l'appendicite, — nous trouvons pour la pérityphlite (qui depuis lors...) exactement la même fréquence que pour l'abcès sous-phrénique : 1 cas sur 407 malades pour Elisa Roy, 1 cas pour 708 malades à Nélaton. Nous nous demandons avec tous les auteurs qui ont écrit depuis sur l'appendicite sous quelle rubrique étaient classés alors les accidents appendiculaires, reconnus depuis si fréquents. Nous nous demandons de même si de nombreuses erreurs de diagnostic ne nous cachent pas la fréquence, peut-être fort grande, des abcès sous-phréniques.

Quoi qu'il en soit de leur fréquence relative, il est intéressant de rechercher quelles sont les causes ordinaires des abcès sous-phréniques. On peut prévoir *a priori* que les causes seront multiples. Nous donnons, à titre documentaire, trois statistiques : celle de Nowack (1), portant sur 80 cas; celle de Lang (2), portant sur 163 cas; la nôtre, relative à 130 cas.

STATISTIQUE DE NOWACK (80 CAS)	STATISTIQUE DE LANG (163 CAS)	STATISTIQUE PERSONNELLE (130 CAS)

35 affections stomacales
    ulcères. 32
    cancers. 3
11 affections hépatiques
    kystes hydatiq. 8
    lithiases. 3
8 typhlites et appen-
    dicites.
5 traumatismes.
3 affections spléniques
3 affections des orga-
    nes génitaux de la
    femme.
3 affections rénales.
2 affect. thoraciques.
10 de cause inconnue.
	54 affections stomacales
	    estomac. 40
	    duodénum. 14
	26 affections hépatiques
	    kystes hydatiq. 9
	    lithiase. 17
	26 typhlites et appen-
	    dicites.
	6 affections spléniques
	4 affections des orga-
	    nes génitaux de la
	    femme.
	3 affections rénales.
	6 affect. thoraciques.
	35 de cause inconnue.
		55 affections stomacales
		    (ulcères).
		17 affections hépatiques
		    kystes hydatiq. 9
		    lithiases biliaires 5
		    diverses. 3
		8 typhlites et appen-
		    dicites.
		6 affections spléniques
		4 — rénales.
		1 — thoracique
		20 de cause inconnue.
		8 post-dysentériques.
		3 pancréat. suppurées.
		7 de causes diverses :
		    furonculose, acti-
		    nomycose, tuber-
		    culose péritonéale,
		    paludisme, consti-
		    pation.

(1) Nowack. Loco citato.
(2) Lang. Loco citato.

Nous voyons qu'en somme, dans presque la moitié des cas, il s'agit d'un ulcère stomacal; les affections hépatiques (lithiase, angiocholyte, kyste hydatique, etc.) viennent ensuite dans l'échelle de fréquence; les appendicites à type récurrent sont d'une fréquence comparable; puis viennent les abcès de la rate, les abcès périnéphrétiques et des causes beaucoup plus rares : pleurésie purulente, dysenterie, traumatisme, etc.

Enfin, toutes ces causes étant éliminées, il reste un nombre assez élevé (1/9 dans la statistique de Nowack, 1/4 dans celle de Lang, 1/6 dans la nôtre) d'abcès sous-phréniques de cause inconnue, dont la signification nous arrêtera plus longtemps au chapitre suivant, où nous traiterons l'anatomie pathologique et la pathogénie de ces abcès.

ANATOMIE PATHOLOGIQUE ET PATHOGÉNIE

A) Des loges sous-phréniques

Hadra (1), dans un mémoire fort remarquable, étudie la marche des liquides dans la péritonite et décrit six poches abdominales où s'accumulent de préférence des liquides septiques. Des six poches d'Hadra, trois sont sous-phréniques :

La *première* (poche péri-hépatique droite) est limitée en haut par le diaphragme, à gauche par le ligament falciforme et l'épiploon gastro-hépatique, en bas par la partie droite du côlon transverse et un double repli transversal du péritoine étendu de la partie supérieure du côlon ascendant à la paroi abdominale un peu au-dessous du sommet de la onzième côte, à notre avis le nom de *loge inter hépato-diaphragmatique droite* lui conviendrait fort bien.

La *seconde* (poche sous-diaphragmatique) est située à gauche du ligament suspenseur du foie et de la grande courbure de l'estomac, au-dessous du diaphragme, en haut du côlon transverse, de la rate et du ligament costo-colique gauche.

La *troisième* est l'arrière-cavité des épiploons, que nous dénommerions volontiers *loge rétro-stomacale*.

Nous avons rencontré dans les observations que nous avons recueillies des abcès nettement localisés à l'une ou l'autre de ces loges dont la réalité anatomo-pathologique n'est plus à

(1) Hadra. New-York med. Journal, 2 juin 1894. T. 59, p 673.

démontrer. Mais la seconde nous paraît trop vaste, il y a utilité et vérité à la diviser en deux loges :

L'une, *inter-hépato-diaphragmatique gauche*, limitée à droite par le ligament suspenseur, en arrière par le ligament triangulaire, en bas par la face supérieure du lobe gauche du foie et une portion de la face antérieure de l'estomac, en haut et à gauche par le diaphragme, en avant par des adhérences pathologiques entre le diaphragme et le bord antérieur du lobe gauche et par une portion variable de la paroi abdominale antérieure. Nous trouvons cette loge réalisée dans un certain nombre de nos observations (Leudet (1), Dickinson et Ewart (2), Ewart et Bennet (3), Lejars) (4).

L'autre *loge est péri-splénique* (gastro-splénique de Dieulafoy) limitée en haut par le diaphragme et l'extrémité gauche du lobe gauche du foie, en dedans par la grosse tubérosité stomacale et le pancréas, en arrière par le diaphragme et le rein, en avant par le diaphragme et l'épiploon, en dehors par le diaphragme et les côtes, en bas par le coude gauche du côlon et le repli mésocolique gauche. Cette loge était envahie dans nos 2 observations, dans celles de Lemaistre (5), Legendre (6), Hilton Fagge (7) et de beaucoup d'autres.

Toutes ces loges sous-phréniques sont intra-péritonéales, il conviendrait peut-être d'y ajouter les *loges sous - phréniques extra ou rétro-péritonéales* répondant à la région supérieure de la loge périnéphrétique (8), au bord postérieur extra péritonéal du foie (9), à la région péri-pancréatique (10), au tissu cellulaire rétro-colique (11), ce sont des variétés encore peu

(1) Leudet. Bulletin de la Société anatomique, 1888, p. 33.
(2) Dickinson et Ewart. The Lancet, 7 mars 1891, p. 541.
(3) Ewart et Bennet. The Lancet, 17 novembre 1894, p. 1147.
(4) Lejars. Société de Chirurgie, 8 décembre 1897.
(5) Lemaistre. Bulletin de la Société anatomique, 1848, p. 159.
(6) Legendre. Bulletin de la Société anatomique, 1851, p. 86.
(7) Hilton Fagge. Guy's Hospital Reports, 1874, p. 213.
(8) Riz. Beitr zur klin. chir . 1890. B. VII, p. 172.
(9) Jayle. Bulletin de la Société anatomique, 1893, p. 148.
(10) Pap. Th. Paris. 1897.
(11) Steyne. Charité Annalen. 1882, p. 300.

décrites des abcès sous-phréniques, il est légitime de classer à part ces abcès sous-phréniques rétro-péritonéaux dont la symptomatologie, le pronostic et le traitement diffèrent assez sensiblement de ceux des variétés précédentes.

Enfin, bien que la loge que nous voulions décrire maintenant ne soit pas à proprement parler sous-phrénique, nous ne pouvons nous dispenser de la placer à côté des loges précédemment décrites tant l'abcès qui s'y collecte a d'analogies avec les précédents tant au point de vue de l'étiologie, que de la symptomatologie et de l'évolution. Nous voulons parler de la *loge inter-hépato-stomacale* (gastro-sous-hépatique de Dieulafoy) limitée en haut par la face inférieure du lobe gauche du foie, en bas par la petite courbure stomacale et la portion de la face antérieure de cet organe recouverte par le lobe gauche du foie, à droite par le hile du foie, en arrière par le petit épiploon gastro-hépatique, à gauche et en avant par des adhérences entre le bord antérieur du lobe gauche et la face antérieure de l'estomac. Cette loge est réalisée dans notre Observation II, et dans une de Von Wahl et Nissen (1).

En résumé les loges sous-phréniques peuvent être ainsi classées :

a) LOGES SOUS-PHRÉNIQUES INTRA-PÉRITONÉALES comprenant : une loge inter-hépato-diaphragmatique droite, une loge inter-hépato-diaphragmatique gauche, une loge péri-splénique, une loge rétro-stomacale, une loge, enfin, inter-hépato-stomacale qui n'est pas à proprement parler sous-phrénique mais sous-hépatique.

b) LOGES SOUS-PHRÉNIQUES RÉTRO-PÉRITONÉALES en rapport avec la portion supérieure des loges péri-néphrétiques, avec la portion extra-péritonéale du bord postérieur du foie, avec le tissu cellulaire péri-pancréatique et rétro-colique.

Il va de soi que plusieurs de ces loges peuvent être

____

(1) Von Wahl et Nissen. V. in *Thèse Marion*, Paris, 1897, p. 215.

simultanément le siège d'abcès sous-phréniques, tel est le cas
dans nos Observations 2 et 3.

Dans les 130 Observations recueillies par nous il s'agissait :

54 fois d'abcès inter-hépato-diaphragmatiques droits ;

38 fois d'abcès inter hépato-diaphragmatiques gauches et
péri-spléniques ;

18 fois d'abcès rétro-péritonéaux ;

4 fois d'abcès rétro-stomacaux ;

4 fois d'abcès inter-hépato stomacaux ;

12 fois nous n'avons pu déterminer la variété anatomique
de l'abcès rapporté.

B) Lésions causales

Nous allons chercher maintenant à préciser, en nous repor-
tant à nos observations, la nature et le siège ordinaires des
lésions causales des diverses variétés anatomiques des abcès
sous-phréniques précédemment décrits. Le point est d'importance, pour l'intervention, en particulier au cas d'abcès consécutif à une perforation gastro-intestinale. Malheureusement le
nombre de faits relativement restreint dont on dispose, la
façon incomplète dont les autopsies ont souvent été faites ou
les observations rédigées à ce point de vue spécial, ne nous
ont pas permis une enquête définitive, cependant nous croyons
pouvoir déjà formuler un certain nombre de propositions
établissant une relation entre le siège des lésions causales
et celui de l'abcès.

C'est ainsi que pour l'abcès inte.-hépato-diaphragmatique
gauche, c'est toujours la *perforation de la paroi stomacale
antérieure* que nous voyons notée dans les observations où
l'on a rapporté à la fois le siège de l'abcès et celui de la
lésion causale (Barlow (1), Sanger (2), Bauermeister (3),

(1) Barlow London Med. Gaz., Mai 1895.
(2) Sänger. Archiv. für Heilkunde, 1878, p. 246.
(3) Bauermeister. Inaug. Dissertation Halle, 1890

Dickinson et Ewart (1). Dutournier (2). Reymond (3). Lejars (4). Ce fait avait déjà été affirmé par Dickinson.

Dans les cas d'*abcès de la loge rétro-stomacale* que nous avons recueillis (Obs. personnelle. Obs. d'Eisenlohr (5). Obs. de Page (6) Hilton Fagge. Obs. XI) il s'agissait d'une *perforation de la paroi postérieure de l'estomac* ou de *pancréatites suppurées* (Page, Jordan. Lloyd).

Dans les cas d'*abcès inter-hépato-stomacal*, dont nous avons eu connaissance, l'abcès était consécutif à la *perforation d'un ulcère de la petite courbure* dans un estomac biloculaire (Obs. personnelle. Obs. de Von Wahl et Nissen (7).

Pour les *abcès péri spléniques*, la situation de la lésion causale se dégage de façon moins précise de l'étude des faits. Il semble s'agir le plus souvent *d'abcès de la rate consécutifs*, soit au paludisme (Zuber (8). Villemin (9). soit à des infarctus (Lemaistre (10). Bull (11). Obs. personnelle), soit à un traumatisme (Legendre (12).

Dans les quelques Observations où l'abcès péri-splénique était en relation évidente avec une *perforation stomacale*, cette perforation siégeait *près du cardia* (Lenoir (13). Leyden (14), ou *sur la paroi postérieure de la grosse tubérosité* (Lejars (15).

Les faits sont plus disparates en ce qui concerne les lésions causales des *abcès inter-hépato phréniques droits*. Dans les cas les plus fréquents on notait un *abcès ou un kyste hyda-*

---

(1) Dickinson et Ewart. The Lancet, 7 mars 1891, p. 541.
(2) Dutournier. Bulletin de la Société anatomique, nov. 1894, p. 795.
(3) Reymond. Bulletin de la Société anatomique, janvier 1894, p. 84.
(4) Lejars. Société de Chirurgie, octobre 1897.
(5) Eisenlohr. Berlin. klin. Wochenschrift 1877, n° 37, p. 539.
(6) Page Thèse Paris 1898. Obs. I.
(7) Von Wahl et Nissen St Petersburger medicinische Wochenschrift, n°s 41 et 42. 20 octobre et 1er novembre 1890.
(8) Zuber. Revue de Médecine, 1882, p. 928.
(9) Villemin Recueil de médecine militaire, 1880
(10) Lemaistre Bulletin de la Société anatomique, 1848, p. 159.
(11) Bull. The Lancet, 19 août 1882.
(12) Legendre. Bulletin de la Société anatomique. 1851, t. 26, p. 86.
(13) Lenoir Bulletin de la Société anatomique, 1890, p. 248
(14) Leyden Berlin klin. Wochenschrift. 1879, p. 340.
(15) Lejars. loco citato.

dique supparé du lobe droit du foie (Rabaine (1). Waters (2). Morehead (3). Gould (4). Peyrot (5)). ou une *perforation de la région pylorique* (cancer). *du duodénum* (ulcère). cas de Bouchaud (6) Pfuhl (7). Neusser (8). Scheurlen (9) ou de la face antérieure du côlon transverse (Williams (10). Van Lair (11). Remarquons que bien rares sont les cas dans lesquels la perforation d'un ulcère duodénal permet la formation d'un foyer enkysté que le chirurgien peut atteindre : le plus souvent. presque toujours. l'inondation péritonéale est générale (Schwartz. Soc. de Chirurgie, 5 janvier 1898).

Dans un certain nombre de cas, l'abcès était consécutif à la *lithiase biliaire* (Nowack, Obs. IV, Mauclaire, loco citato. Beck, I et IV). Signalons comme faits exceptionnels celui de Michaux (12). où il s'agissait d'une tuberculose péritonéale péri-hépatique (13).

Quant aux *abcès sous-phréniques rétro-péritonéaux*, ils sont presque toujours consécutifs aux *suppurations appendiculaires* (Berger (14). Nowack (15). Starke (16), Jalaguier (17). aux *abcès du bord postérieur du foie*. Thiroloix (18). Jayle (19). aux *abcès péri-néphrétiques* (Riz) (20). *aux pancréatites suppurées aiguës* (Page) (21).

(1) Rabaine. Journal de Médecine de Bordeaux, 1884, p. 464.
(2) Waters. British med. Journal, 1877.
(3) Morehead. Clinical researches of diseases in India. obs. 229.
(4) Gould The Lancet, 3 novembre 1894, p. 1033.
(5) Peyrot. Société de Chirurgie, novembre 1897.
(6) Bouchaud. Bulletin de la Société anatomique, 1862, p. 309.
(7) Pfuhl. Berlin. klin. Wochenschrift, 1877, p. 57.
(8) Neusser. Wiener. med. Wochenschrift, 1884, n°° 44 et 47.
(9) Scheurlen. Charite Annalen, 1889, p. 159.
(10) Williams. London med. Gaz., décembre 1846.
(11) Van Lair. Revue de Médecine, t. XIII, juillet 1893.
(12) Michaux. Société de Chirurgie, 17 novembre 1897.
(13) Nowack Schmidt's Jahrbuch, 1891. p. 200.
(14) Berger. Société de Chirurgie, novembre 1897.
(15) Nowack. Loco citato.
(16) Starke. Charite Annalen, 1882. p. 300.
(17) Jalaguier. Loco citato.
(18) Thiroloix. Bulletin de la Société anatomique, mai 1891, p. 294.
(19) Jayle. Bull. de la Société anatomique, 1893, p. 148.
(20) Riz. Loco citato.
(21) Page. Thèse Paris, 1898.

Dans quelques cas l'étroitesse de la perforation est expressément mentionnée, quelquefois même aucune communication n'a pu être trouvée entre l'abcès et un organe voisin. Le fait a été interprété de façon différente, pour quelques-uns la perforation s'était cicatrisée après la formation de l'abcès. Fenwick pensait que dans quelques-uns de ces cas il s'agissait d'abcès originellement dans les parois de l'estomac même, interprétation bien peu probable.

Quelle que soit la variété d'abcès considérée, il faut donc savoir « qu'il n'est pas toujours la conséquence d'un processus » suppuratif ou ulcératif local, qu'on peut même le voir sur- » venir en l'absence d'un foyer infectieux circonscrit intra ou » extra-péritonéal ». Van Lair. C'est cette proposition que nous allons nous efforcer de mettre maintenant en lumière.

c) Abcès dits de cause inconnue

A côté des cas, en effet, où l'abcès sous-phrénique est consécutif à une affection nettement déterminée du tube digestif, à une lésion évidente des organes de la région abdominale supérieure, il en existe de nombreux dans lesquels l'autopsie la plus attentive est restée négative (Hilton Fagge (1), Rendu (2), Leudet (3), Tuffier (4). Obs. personnelle III). Besredka en a rapporté (5) 15 cas dans sa thèse; les détails manquent malheureusement dans la plupart de ses Observations. Quoi qu'il en soit, l'existence d'abcès sous-phréniques se développant en l'absence de toute lésion ulcérative ou suppurative du tube digestif ne paraît pas douteuse.

Quelle idée devons-nous avoir dès lors de leur pathogénie?

Avec les notions anatomo-pathologiques actuelles, la con-

(1) Hilton Fagge. Guy's Hospital Record, 1874, 3° série, vol. XIX, p. 213, Obs. 2 de 1860.
(2) Rendu. Lyon médical, 1875, n° 52, p. 607.
(3) Leudet. Bulletin de la Société anatomique, 1888, p. 33.
(4) Tuffier, Société de Chirurgie, 17 novembre 1897.
(5) Besredka. Thèse de Paris, 1897.

ception d'un abcès sous-phrénique idiopathique doit être repoussée *a priori*.

On ne peut donc admettre qu'une infection par la voie sanguine ou par la voie lymphatique. La première interprétation, soit celle d'une *bacillémie initiale* avec localisation sous-phrénique secondaire est assez séduisante dans le cas de M. Tuffier, qui ne trouva aucune lésion appréciable à l'autopsie de sa malade, dans les antécédents de laquelle on ne trouvait absolument rien qu'une furonculose généralisée au début des accidents.

La seconde paraît devoir répondre au plus grand nombre des cas d'abcès sous-phréniques dits de « cause inconnue ». Dans cette hypothèse le point de départ de l'infection serait la muqueuse digestive, la voie de transport le système lymphatique, on aurait ainsi des *abcès d'origine angioleucitiques*. Cette théorie, si elle n'est vraie, est au moins bien vraisemblable, la muqueuse digestive est en effet après la peau la plus vaste surface de l'économie, elle est soumise d'une façon presque continuelle à des causes multiples d'infection, sa flore microbienne normale est d'une grande richesse; l'exercice même de sa fonction l'expose à des traumatismes, légers il est vrai, mais répétés (corps étrangers) qui la prédisposent à l'infection. En fait, ces infections sont d'une fréquence extrême (gastro-entérites) et il est rationnel d'admettre que dans un certain nombre de cas, les éléments infectieux, en l'absence même de tout processus ulcératif, franchissent les obstacles qu'oppose normalement l'organisme à l'infection et sont transportés par les vaisseaux lymphatiques dans le péritoine où ils peuvent encore être détruits ou au contraire déterminer des abcès et en particulier des abcès sous-phréniques. L'analogie est frappante avec les différentes modalités des infections à point de départ cutané, depuis la simple dermite superficielle jusqu'au phlegmon diffus du tissu cellulaire, en passant par la lymphangite, l'adénite et le phlegmon circonscrit. Nous sommes loin encore de pouvoir donner des infections banales à point de départ gastro-intestinal une description aussi précise. leur étude ne rentrerait pas d'ailleurs dans notre sujet. Mais ce qui vient bien à l'appui de l'hypothèse précédemment énoncée et déjà émise par Neusser (1), Nowack (2), Van Lair (3), c'est ce fait que dans le plus grand nombre des Observations d'abcès sous-phréniques de « cause inconnue » on note des antécédents des plus nets de troubles gastro-intestinaux, de gastrites, d'entérites. Le malade de Bogoliepoff (4) avait depuis 4 ans une gastrite catarrhale, celui de Kijenski (5) avait depuis longtemps des troubles intestinaux se traduisant surtout par la diarrhée ; un des malades de Beck (6) souffrait depuis un an de troubles digestifs : chez un autre l'abcès avait été précédé d'une période de plus d'un mois pendant laquelle il avait eu de la diarrhée, du ténesme anal. de la douleur dans la région épigastrique. Dans l'Observation de Rendu (7), il s'agit d'un homme de 40 ans qui, depuis deux mois, avait des troubles digestifs, de la perte de l'appétit, de l'embonpoint et des forces ; Leudet (8) trouva. il est vrai, absolument sain le tube gastro-intestinal du malade de son Observation, cependant les douleurs d'estomac existaient depuis 15 ans, accompagnées de crampes et de vomissements fréquents.

Enfin, peut-être conviendrait il de tenir compte du rôle de la constipation habituelle favorisant le passage des microbes intestinaux dans la séreuse. Mais nous nous sommes déjà trop étendu sur cette pathogénie des abcès de « cause inconnue ». En l'absence de documents nombreux. de constatations bien précises. ou d'expérimentation, nous devons nous en tenir là — et nous proposons à titre provisoire la classification étiologique et pathogénique suivante :

(1) Neusser. Loco citato.
(2) Nowack. Loco citato.
(3) Van Lair. Loco citato.
(4) Bogoliepoff. Revue de Médecine russe, 1892. Obs. 2. V. in Thèse Besredka.
(5) Kijenski. Gaz. lekarska. 18 4 Obs. 4. V. in Thèse Besredka.
(6) Beck. New-York med Record, 1896, p. 217.
(7) Rendu. Loco citato.
(8) Leudet. Loco citato.

Abcès d'origine abdominale :

Par contiguïté, par affections d'organes voisins. perforation ou suppurations du foie, de l'estomac, du pancréas, de la rate ou des reins.

Par voie conjonctico-lymphatique par affections d'organes distants : appendice vermiforme, organes pelviens, surface gastro-intestinale.

Par traumatismes ou métastases.

Abcès d'origine thoracique.

Par affections du poumon et des plèvres.

C) Des causes favorisant la limitation de la suppuration.

La limitation de l'abcès suppose la formation préalable d'adhérences protégeant la grande cavité péritonéale, adhérences qu'on aura le plus grand intérêt à respecter au cours des interventions. La formation de ces adhérences peut être favorisée. suivant la remarque de Leyden (1). par le météorisme abdominal distendant les anses intestinales et appliquant plus intimement les viscères les uns sur les autres.

D'autre part le nombre inusité dans ces cas d'ulcères de la portion cardiaque, de la grosse tubérosité ou de la petite courbure amène à penser que la plus grande fixité de cette portion de l'estomac favorise à un haut degré la formation desdites adhérences ; il est surtout significatif si on le compare à l'extrême rareté des collections purulentes circonscrites consécutives aux affections pyloriques et duodénales (2) (Schwartz).

La nature de la lésion et ses caractères constituent un 3e facteur non négligeable. C'est ainsi que suivant Boinet (3) « autant les adhérences sont exceptionnelles dans les abcès » du foie nostras, autant elles sont relativement fréquentes dans

(1) Leyden. Berlin. klin. Wochenschrift. 1889, p. 649.
(2) Schwartz. Société de Chirurgie. Rapport 5 janvier 1898.
(3) Boinet. Congrès de Médecine de Montpellier, avril 1898.

» les abcès tropicaux. Elles expliquent la tendance qu'ont ces
» abcès à s'évacuer par le gros intestin et par les bronches ». La
marche subaiguë de la maladie, l'ancienneté des lésions causales
ont été depuis longtemps signalées par les auteurs. Dans les perforations stomacales, quand l'état de l'ulcère est mentionné, il
est ancien et quelquefois même la perforation est décrite comme
ayant pris place dans la cicatrice d'un vieil ulcère. L'état coexis-
tant de l'estomac amène aux mêmes conclusions : l'estomac est
très contracté ou très dilaté, il est biloculaire, ses parois sont
fort épaissies, on trouve des lésions de périgastrite adhésive (1)
tous indices d'une affection ancienne. A l'occasion de l'étude des
abcès périgastriques, Fenwick (2) avait déjà émis les propositions
suivantes: un abcès périgastrique se forme quand des adhérences
» s'établissent entre l'estomac et quelques organes du voisinage
» et que l'ulcération procède très lentement vers la surface ou
» qu'elle est minime et que seulement une très petite quantité
» du contenu gazeux ou liquide de l'organe trouve son passage
» dans l'espace limité par les adhérences. » De pareilles conditions sont naturellement encore mieux remplies quand les
parois de l'organe ont été épaissies par une longue maladie et
quand l'ulcération est située à une place qui puisse, par suite
de sa fixité relative, contracter facilement des adhérences avec
les parties voisines.

D) Contenu de l'abcès.

L'abcès, de volume variable, tantôt formant une cavité
simple, tantôt double, tantôt même triple (Obs. personnelle.
Obs. de Leyden et Renvers, 1892) (3), a ses parois constituées
partie par des viscères recouverts ou non de fausses mem-

(1) Dupouy. De la périgastrite adhésive. Th. Paris, juillet 1898.
(2) Fenwick. The Lancet, 17 et 24 juillet 1885, p. 109.
(3) Leyden et Renvers. Loco citato.

branes. partie par des adhérences d'abord presque exclusivement fibrineuses. puis conjonctives.

Il renferme, soit simplement du pus, soit du pus et des gaz.

a) Abcès non gazeux

Le pus, parfois très abondant, 2 litres. 3 litres et plus, a des caractères variables comme couleur et comme consistance. Son odeur est. d'ordinaire, d'une fétidité extrême. repoussante, infecte, due vraisemblablement aux coli-bacilles et aux saprophytes des voies digestives. Il peut contenir. suivant les cas. de la bile, des matières alimentaires, des matières fécales, de la boue splénique (Obs. personnelle 1), du suc pancréatique (1).

On y trouve d'une façon à peu près constante le coli-bacille. C'est ce microbe que nous avons rencontré dans toutes nos Observations personnelles. et sa constatation est certainement un signe de grande valeur pour le diagnostic des abcès sous-phréniques, dans les cas de vomiques en particulier. Le streptocoque fut trouvé à l'état de pureté dans l'Observation de Mercklen et de Leblond (2), associé au bacille pyocyanique dans celle de Ramadan (3). Le staphylocoque fut rencontré dans le cas de Leyden (4) relatif à un abcès sous-phrénique consécutif à une pleurésie purulente, dans celui de Lafarelle (5) relatif à un abcès sous-phrénique consécutif à une pyélonéphrite suppurée et ouvert dans les bronches, dans celui de Tuffier (6) où un abcès sous-phrénique se développa au décours d'une furonculose généralisée. Mentionnons enfin l'Observation jusqu'à présent unique, d'Israël (7), d'un abcès sous-phrénique d'origine actinomycosique.

(1) Jordan Lloyd. Brit. med. Journal.
(2) Mercklen et Leblond. Loco citato.
(3) Ramadan. Thèse Paris. 1891.
(4) Leyden. Loco citato.
(5) Lafarelle Société d'anatomie de Bordeaux, 16 janvier 1893.
(6) Tuffier. Loco citato.
(7) Israël. Berlin. klin. Wochenschrift, 3 janvier 1888.

b) Abcès gazeux

On rencontre avec une grande fréquence des gaz et des pus dans les abcès sous-phréniques. C'est cette variété d'abcès qui attira surtout l'attention des premiers observateurs. C'est elle qui fit presque exclusivement l'objet des mémoires initiaux de Leyden et de Cossy. C'est elle qui valut à l'affection les noms de pyo-pneumothorax, de faux pneumothorax que lui donnèrent ces auteurs.

Ces abcès gazeux se rencontrent dans deux cas :

Ou bien *il y a une perforation manifeste*, une communication évidente du tube digestif avec la cavité suppurante et la pathogénie est fort simple à concevoir.

Cependant il est utile de rappeler un mécanisme bien intéressant rapporté par notre maître, M. Guinard, dans une communication toute récente (Congrès de Chirurgie, 98) pour expliquer un cas de pneumatose péritonéale, suite de perforation stomacale avec tardivement un épanchement liquide. Dans ce cas, dit-il, « on trouva sur la face antérieure de
» l'estomac une perforation à l'emporte-pièce siégeant sur un
» ulcère à bords calleux. Le lobe gauche du foie était adhé-
» rent au niveau de cet ulcère et formait un clapet au devant
» de la perforation. C'est ce couvercle hépatique qui, appliqué
» sur l'estomac, s'était opposé à l'issue des liquides. Les gaz
» répandus entre le foie et le diaphragme refoulaient solide-
» ment le foie sur la perforation gastrique. Mon opération, en
» évacuant ces gaz, avait eu pour résultat de permettre au
» bouchon hépatique de se soulever : les liquides stomacaux,
» envahissant alors la cavité péritonéale, avaient amené rapi-
» dement la mort par septicémie suraiguë ».

Ou bien — et les Observations n'en sont pas rares — *aucune perforation n'est trouvée à l'autopsie* (Bernheim (1), Graziadel, Ramadan, loco citato, Obs. personnelle II).

(1) Bernheim. Gaz. hebdomad., 1879, n° 24.

Dans ce dernier cas il faut admettre ou l'obturation précoce de la perforation ou le développement spontané des gaz dans une cavité close. Les deux mécanismes sont également possibles. Le premier a été vérifié un certain nombre de fois par la constatation nécropsique après un abcès sous-phrénique de perforations facilement oblitérées. En faveur de la seconde il convient de rappeler le cas de kyste hydatique suppuré gazeux publié par M. Gilbert (1). « Le pus, dit cet » auteur, renfermait, à l'état de pureté, un coli-bacille qui » se cultivait également bien sur tous les milieux à l'air » libre et dans le vide. C'est lui qui semblait responsable de » la formation des gaz, car il n'y avait aucune communication » de la poche kystique avec les cavités digestive ou respira- » toire. » On peut rapprocher cette exhalation gazeuse dans un abcès ou un kyste de celle qui se produit dans le cours des pleurésies purulentes et qui constitue les pyopneumothorax spontanés.

Cette exhalation en somme est symptomatique soit de la purulence anaérobie de la cavité sous-phrénique, soit de la communication de la poche avec les cavités digestives, elle constitue un signe important nécessitant l'intervention d'urgence.

E) **Evolution des abcès.**

Leur *guérison spontanée*, sans phénomènes critiques, semble absolument exceptionnelle si nous nous en rapportons tout au moins à nos Observations — elle n'est guère mentionnée que dans le cas 2 de Fenwick, et dans l'Observation 2 de Nowack. Nous ignorons d'ailleurs absolument par quel méca- nisme elle se produit et quelles lésions elle laisse. Il est probable que c'est par enkystement, résorption graduelle du pus, transformation fibreuse, rétraction des fausses membranes, et que les lésions résiduelles sont celles de la péri-gastrite

(1) Gilbert Soc de Biologie, 18 juin 1898.

adhésive, mais les Observations manquent, nous en sommes réduits aux hypothèses.

Le plus souvent le pus se fraie un chemin vers l'extérieur, vers la plèvre et le poumon à travers le diaphragme, vers le tube digestif à travers les parois intestinales, vers la peau à travers la paroi abdominale. Si l'on songe à la puissance digestive du gastrique on peut être tenté de penser que cette tendance des abcès sous-phréniques à la perforation des organes voisins est en partie le résultat du suc gastrique épanché dans l'abcès. Fenwick a soutenu cette manière de voir et signalait à l'appui de sa thèse ce fait d'un abcès dans lequel aucun résidu du pancréas ne put être découvert, sa place étant occupée par le pus, et il le rapprochait d'autres Observations d'ouverture large de l'estomac dans la plèvre. Mais outre que le premier fait de Fenwick peut parfaitement n'être qu'un cas de pancréatite suppurée, il n'y a pas grande probabilité en faveur d'une pareille supposition, car d'une part les perforations stomacales sont généralement rapportées comme étant fort étroites et ne permettant le passage que de quantités négligeables de suc gastrique, de l'autre les cas sont nombreux où la perforation du diaphragme s'est produite en l'absence de toute communication de l'abcès avec la cavité stomacale (Hilton Fagge, Obs. 2 (1) et 6, Eisenlohr, Obs. 2 (2), Zuber, Obs. 2 (3), Waters (4), Fr. Riz (5), etc.

ÉVOLUTION VERS LA CAVITÉ THORACIQUE PAR PERFORATION
DU DIAPHRAGME

Lésions pleurales. — Les abcès sous-phréniques étant par définition sous-jacents au diaphragme, il n'y a pas lieu d'être surpris de voir la perforation du diaphragme mentionnée dans

(1) Hilton Fagge. Guy's Hospital Reports, 1874, vol. XIX, p. 213.
(2) Eisenlohr. Loco citato.
(3) Zuber. Revue de Médecine, 1882, p. 928.
(4) Waters. British med. Journal, 1877.
(5) Riz. Beitr. zür klin. Chir. B. VII, p. 172, 1890.

un assez grand nombre d'Observations, 12 fois sur 51 cas dans la statistique de Fenwick (1). 67 fois sur 163 cas dans celle de Lang (2). nous l'avons noté 33 fois sur 138 cas. soit en moyenne une fois sur 4 cas. Quand il y avait communication avec l'estomac on trouvait naturellement de l'air et des gaz dans la plèvre. voire de la bile, des matières alimentaires, des matières fécales dans les vomiques. — Quand il n'y avait pas communication directe avec le tube digestif on trouvait ordinairement du pus, nous avons vu cependant que les gaz pouvaient se former en l'absence de toute perforation du tube digestif. Rarement des adhérences s'étaient produites dans la plèvre. la divisant en compartiments séparés. constituant des loges pleurales enkystées.

Cette perforation peut se produire quelle que soit la variété anatomique d'abcès considéré peut-être avec une plus grande fréquence à gauche qu'à droite. à ce point que pour Strümpell chaque fois qu'on note un empyème gauche il faut penser à un ulcère stomacal perforé. Les abcès rétro-péritonéaux périnéphrétiques. en particulier. sont aussi capables, dans certaines conditions. de perforer le diaphragme. Il est, à première vue, quelque peu surprenant de constater avec une telle fréquence la perforation du diaphragme dans les abcès abdominaux. alors que cet accident est relativement si rare dans les pleurésies purulentes et les autres suppurations thoraciques. Les raisons de cette différence résident probablement en ce que dans l'empyème. le pus a une issue relativement facile vers les bronches et les espaces intercostaux. alors que les abcès abdominaux enkystés sont limités par des adhérences résistantes et des organes à parois épaisses et vasculaires. Cependant, il est encore des facteurs à nous inconnus qui interviennent dans cette évolution, témoin cette Observation rapportée par Etienne (3), où, chez un homme

---

(1) Fenwick. Some obscure disease of the abdomen. London. 1889.
(2) Lang. Thèse Moscou, 1895.
(3) Étienne. Presse Médicale, 20 janvier 1898. p. 33.

de 28 ans, au décours d'une fièvre typhoïde de moyenne intensité, la mort survint après des accidents de péritonisme et où, à l'ouverture du thorax, on trouva la rate faisant saillie dans la cavité thoracique à travers le diaphragme perforé sur une étendue de six centimètres, sans qu'autour de l'orifice à bords érodés et amincis ou dans le péritoine on trouvât trace de pus.

Quoi qu'il en soit, cette perforation du diaphragme donne naissance à un abcès en bissac sus et sous-phrénique. Dans certains cas l'abcès a encore été plus complexe, sous-phrénique, sus-phrénique, intra-pleural et intra-pulmonaire. Enfin Cossy a cité des cas d'abcès à quatre étages intra hépatique, sous-phrénique, sus-phrénique et intra-pulmonaire, *sans perforation du diaphragme.*

La pleurésie existe quelquefois en l'absence de toute perforation du diaphragme. L'explication la plus rationnelle de ces faits est la propagation de l'infection du péritoine à la plèvre à travers les puits lymphatiques du diaphragme. Au reste, ce n'est qu'un cas particulier des affinités pleuro-péritonéales : la plèvre participe presque toujours aux péritonites sus ombilicales. Fernet, Boulland, Godelier ont même décrit une sorte de balancement symptomatique dans les manifestations pleurétiques (point de côté, dyspnée, toux, signes physiques) et les manifestations péritonéales (constipation, vomissements, douleurs abdominales, météorisme) de ces affections pleuro-péritonéales. En fait nous avons trouvé d'une façon à peu près constante des lésions de la plèvre diaphragmatique au cours de la plupart des affections abdominales sus-ombilicales, en particulier une congestion énorme, une injection vasculaire parfois surprenante de la face pleurale du diaphragme. Notre maître, M. Landrieux, a souvent appelé notre attention sur l'extrême fréquence de l'hydrothorax ou de la pleurésie séreuse au cours de la plupart des cirrhoses. La propagation des abcès péri-néphrétiques à la plèvre s'explique fort aisément par ce fait qu'au niveau de l'hiatus costo-diaphragmatique la capsule adipeuse du rein est en contact avec la plèvre entre les arcades du diaphragme.

Elle peut être, suivant les cas, sèche, pseudo-membraneuse, séro-fibrineuse ou purulente. Dans la statistique de Lang la pleurésie séreuse est mentionnée 41 fois sur 163 cas, la pleurésie purulente (sans perforation du diaphragme naturellement) 16 fois. Mentionnons enfin la symphyse diaphragmato-pulmonaire par pleurésie diaphragmatique pseudo-membraneuse, mentionnée 19 fois par Lang, et trouvée par nous dans une de nos Observations personnelles.

Lésions du péricarde. — Dans quelques cas rares la perforation du diaphragme se produit au niveau du péricarde. Ce cas est mentionné trois fois dans une statistique de Fenwick (1) relative à 51 cas d'abcès périgastriques. Dans la statistique de Lang on trouve également 3 cas (ceux de Fenwick probablement) sur 163 cas. Elle n'est mentionnée dans aucune de nos Observations.

D'autre part les lésions de péricardite par propagation sont relativement fréquentes en l'absence de toute perforation diaphragmatique et cela sans doute en vertu du même mécanisme que nous invoquions précédemment pour la pathogénie des pleurésies par propagation lymphatique. Lang (loco citato) mentionne 16 fois la péricardite sur 163 Observations — nous l'avons rencontrée dans 2 de nos Observations personnelles. Elle est mentionnée dans un grand nombre des Observations que nous mentionnons.

Elle peut être, comme la pleurésie, sèche, séro-fibrineuse ou purulente. Il est intéressant d'en rapprocher la symphyse péricardo-périhépatique décrite récemment par Gilbert et Garnier (2), appuyée sur onze Observations, caractérisée par l'existence simultanée d'une symphyse péricardique et d'une symphyse péri-hépatique et confirmant d'une façon si intéressante les affinités péricardo-péritonéales.

(1) Fenwick. Some obscure disease of the abdomen. London, 1889.
(2) Gilbert et Garnier. De la symphyse péricardo-périhépatique. Soc. méd. des hôpitaux, 1895.

Évolution vers les organes creux du voisinage

Des perforations sont notées comme s'étant produites dans la plupart des organes creux du voisinage : dans un cas de Fenwick l'estomac, le duodénum et le côlon communiquaient avec le même abcès ; dans un certain nombre des cas, il y avait ouverture dans le côlon (Van Lair, Fenwick). Mais, comme nous le faisions remarquer précédemment, ces perforations sont infiniment moins fréquentes que l'évolution trans-diaphragmatique. Cette perforation secondaire du tube digestif peut transformer en abcès gazeux un abcès primitivement franchement purulent (Van Lair, loco citato).

Évolution vers la peau

Cette terminaison est extrêmement rare. Fenwick dit l'avoir rencontrée dans 12 cas d'abcès périgastriques, avec évacuation du pus au dehors. 7 de ceux-ci semblaient avoir été provoqués par un ulcère gastrique, 1 par un cancer, « 4, dit l'auteur précité, paraissaient avoir débuté hors de l'estomac, dont ils auraient perforé secondairement les parois ». Nous n'avons recueilli que deux Observations de ce genre, la première, de Mauclaire (1), relative à un homme de 70 ans, présentant depuis 5 ans sur la ligne verticale de la vésicule biliaire, un trajet fistuleux laissant écouler tous les cinq ou six mois un liquide sanieux, purulent, très abondant, que l'évolution ultérieure montre être consécutive à un abcès sous-diaphragmatique droit ayant eu vraisemblablement son point de départ dans la vésicule biliaire. La deuxième est celle de Routier (2), où une fistule intarissable de la base du thorax, au niveau des fausses côtes droites, était en rapport avec un abcès sous-diaphragmatique droit.

(1) Mauclaire. Gaz. des Hôpit., 16 mars 1895, n° 33, p. 321.
(2) Routier. Société de chirurgie, 17 novembre 1897.

ÉVOLUTION COMPLEXE

Dans quelques cas, les lésions peuvent être plus complexes, les perforations multiples, les fusées purulentes fort lointaines. Témoin ce cas si typique de Van Lair, et dont on peut, suivant cet auteur, résumer ainsi l'évolution :

1° Inflammation intestinale localisée au gros intestin, formation d'adhérences limitant une poche prête à recevoir le pus;

2° Propagation transdiaphragmatique de l'infection : pleurésie purulente ;

3° Perforation du diaphragme : formation d'un abcès sous-phrénique ;

4° Perforation du côlon : formation sous-diaphragmatique gazeuse ;

5° Perforation de la plèvre pulmonaire : fistule pleuro-pulmonaire :

6° Entrée des germes infectieux ou des toxines dans les veines.

a) Production d'un abcès iliaque au point où la veine épigastrique se jette dans l'iliaque externe.

b) Apparition d'un foyer broncho pulmonaire gauche.

Réserves faites relativement à la précession de la pleurésie purulente sur la perforation du diaphragme, ce résumé pathogénique est extrêmement intéressant.

Mentionnons enfin les cas, d'ailleurs exceptionnels, où l'on note des fusées vers le petit bassin, tel celui de **Walther** (1), où, après une perforation stomacale, les liquides s'étaient accumulés dans le petit bassin et où la douleur, ainsi que le ballonnement, étaient localisés au dessus du pubis. Notre Observation III fournit un exemple d'abcès sous-phréniques multiples avec fusée dans le cul-de-sac postérieur.

(1. Walther. Congrès de chirurgie, 1898.

SYMPTOMATOLOGIE

Nous serons brefs sur la symptomatologie, fort bien décrite
par nos devanciers.

Début

Dans presque tous les cas d'abcès sous-phréniques, excepté
quand ils surviennent chez des personnes épuisées, cachec-
tiques, affectées de phtisie ou de cancer, le début est très
aigu, parfois cataclysmique, accompagné de collapsus et de
signes de péritonite généralisée ou par une douleur extrêmement vive, brusque, sévère, dans la région sus-ombilicale
de l'abdomen, accompagnée des signes ordinaires de la péritonite localisée.

Tous nos malades ont insisté sur la soudaineté du début
des accidents — ou tout au moins sur la rapidité de l'évolution. Le plus souvent à ce moment l'examen est quasi-
impossible. Le malade accuse une douleur soudaine, violente,
syncopale « en coup de poignard » (Guinard) de la région
épigastrique avec irradiations variables vers les membres supérieurs et la région dorsale. Le siège de cette douleur peut
souvent être localisé par le malade avec une certaine précision et constituer une utile indication pour le diagnostic
ultérieur de la variété anatomique de l'abcès sous-phrénique
et de la nature de la lésion causale. C'est ainsi que la douleur
initiale nettement localisée à l'hypocondre droit dénote presque sûrement un abcès inter-hépato-diaphragmatique droit, à

l'hypocondre gauche, un abcès inter-hépato-diaphragmatique
gauche, profondément dans le flanc gauche et la partie inférieure de la région thoracique gauche un abcès péri-splénique.

Dans les trois cas d'abcès inter-hépato-diaphragmatique
gauche et péri-splénique que nous rapportons, la douleur
siégeait nettement à gauche.

L'examen direct, nous l'avons dit, est à ce moment impossible, le ventre est ballonné, les parois rigides « en bois »,
surtout dans la région sus-ombilicale; la palpation, atrocement
douloureuse, ne donne aucun renseignement précis pas plus
que la percussion. La douleur détermine l'immobilisation ins-
tinctive du thorax. Le décubitus est variable; le malade, souvent « plié en deux », les jambes fléchies, le thorax incliné
en avant, cherche instinctivement à relâcher les parois abdominales, tantôt sur le côté sain (Mauclaire), tantôt sur le côté
malade (Obs. I, personnelle), tantôt assis (malade de Féréol).
Le pouls est petit, le faciès grippé, les yeux excavés. La tendance au collapsus, à la syncope, est variable suivant les cas.
Les vomissements manquent souvent.

Bientôt, au bout de quelques heures, un jour, ces accidents
s'amendent : la **période d'état** est constituée.

À cette période, l'abcès est collecté, les phénomènes suraigus
du début apaisés, l'examen possible.

Les SIGNES FONCTIONNELS consistent essentiellement en une
association significative de phénomènes pleuro-péritonéo-dia-
phragmatiques.

Phénomènes péritonéaux. — Ils consistent en :

Une *douleur* à prédominance sus-ombilicale, spontanée, exas-
pérée par l'exploration: plus accusée, suivant les cas, dans l'un
ou l'autre hypocondre, à l'épigastre, dans le flanc gauche et
la région splénique; irradiée vers les épaules, les membres
supérieurs, la pointe du cœur, les lombes;

Des *vomissements* alimentaires, puis bilieux, porracés. Ils
peuvent manquer. Debove et Rémond, Bouveret ont insisté sur
cette particularité, et même, pour ce dernier auteur, ce symp-

tôme négatif plaiderait en faveur de la péritonite par perforation de l'estomac. Les vomissements ne sont pas mentionnés,
en effet, dans un certain nombre de nos Observations. Nous
les avons cependant constatés dans nos Observations II et III :

De la *constipation* extrêmement rebelle, probablement par
paralysie de la tunique intestinale, sous-jacente à la séreuse
enflammée et impossibilité de l'effort. Dans des cas rares, on a
noté de l'alternative de la diarrhée et de la constipation,
voire, dans les cas de perforation du côlon transverse, une
diarrhée purulente, horriblement fétide.

L'*ictère* est rare en l'absence de lésions hépatiques. On l'a
mentionné cependant dans quelques cas où il y avait périhépatite.

Phénomènes pleuraux. — Ce sont :

Un *point de côté* siégeant d'ordinaire en arrière et en bas
de la cavité thoracique vers les 7e, 8e, 9e, 10e espaces intercostaux et ayant un peu le caractère des douleurs névralgiques.
Il manque souvent. Quand il existe il siège du même côté
que le maximum de douleur abdominale :

Une *dyspnée* d'intensité variable et de causes multiples :
elle est en effet provoquée :

par la douleur dont chaque inspiration profonde est la
cause, d'où instinctivement des inspirations superficielles plus
fréquentes :

par l'épanchement pleural :

par la parésie plus ou moins marquée du diaphragme.

La *toux* est tout à fait exceptionnelle :

L'*expectoration nulle*, à moins de complications pulmonaires
comme dans nos Observations ou de perforation pleuro-pulmonaire comme dans notre Observation (IV), auquel cas elle
constitue une véritable vomique, dans laquelle l'examen bactériologique décèlera le coli-bacille de façon presque constante.

Phénomènes diaphragmatiques. — Ils s'accusent par :

Une *parésie plus ou moins marquée du diaphragme*

provoquée soit, comme le veut Ramadan, par une inhibition due à la douleur que provoquerait la contraction du muscle, soit par l'obstacle mécanique opposé à l'expansion du diaphragme par une collection liquide sous-jacente, soit, conformément à la loi de Chopart, par paralysie du muscle sous-jacent à une séreuse enflammée (paralysie intestinale ou vésicale au cours de la péritonite, paralysie intercostale au cours de la pleurésie). Elle contribue à produire la *dyspnée* à peu près constante et l'*immobilisation du côté du thorax* atteint et du côté de l'abdomen correspondant.

Le côté malade ne respire pas ou peu. La respiration prend le type costal supérieur chez l'homme, elle le conserve chez la femme.

La dyspnée est parfois extrêmement violente, dans nos Observations la fréquence respiratoire s'élevait parfois d'une façon paroxystique à 5o, 6o respirations à la minute, elle était de 8o à la minute dans le cas de Pusinelli (1). Le fait est à rapprocher des constatations de Schlesinger (2) qui, dans trois cas d'asthme dont l'un chez une femme de cinquante ans, constata par l'examen radioscopique une diminution de la profondeur de la voûte diaphragmatique, ce qui l'amena à penser que l'accès d'asthme consiste essentiellement en un spasme tonique du diaphragme.

Une *névralgie phrénique* inconstante avec bouton sous-diaphragmatique et sus-claviculaire. Le hoquet n'est mentionné dans aucune de nos Observations.

Ces signes nous paraissent de la plus haute importance pour le diagnostic des suppurations sous-phréniques : dans deux cas récents, l'absence de ces signes et en particulier la constatation du type respiratoire costal inférieur du côté supposé malade nous ont permis d'éliminer l'hypothèse d'abcès sous-diaphragmatique malgré l'existence de signes péritonéaux sus-ombilicaux et de pleurésie concomitante.

(1) Pusinelli. Berlin. Klin. Wochenschrift, 1887, n° 3.
(2) Schlesinger. Wiener. Klin Wochenschrift, 1898, n° 15.

Signes physiques. — L'inspection peut souvent déceler l'existence d'une *voussure* localisée à la partie supérieure de l'abdomen, contrastant quelquefois avec l'affaissement relatif de la portion sous-ombilicale. Grandsire (1) l'a bien décrite, nous l'avons constatée nous-même dans notre Observation II. Elle est à peu près constante dans les variétés antérieures, elle peut être franchement épigastrique ou, au contraire, prédominer dans l'un ou l'autre hypocondre. Elle est surtout manifeste à jour frisant. Son volume est parfois excessif, comparable à celui des néoplasmes. Il était remarquable dans le cas de Rabé-Delbet (2), où une voussure sonore, très accentuée, occupait toute la région épigastrique. Elle est peu ou pas mobile avec la respiration. Elle peut s'accompagner *d'œdème de la région*, plutôt rare, de *circulation collatérale supplémentaire* plus ou moins développée, de *diminution de l'obliquité des côtes* (Guéneau de Mussy), par suite du refoulement du diaphragme et de la base du thorax, de *diminution d'amplitude des mouvements respiratoires* du côté atteint, surtout au niveau des côtes inférieures et de la paroi abdominale. On a observé quelquefois de *l'œdème des membres inférieurs* soit par compression de la veine cave inférieure dans son trajet transdiaphragmatique, soit par thrombose au niveau de la crurale (Van Lair), soit par albuminurie concomitante.

La palpation décèle une différence remarquable entre la souplesse relative de la région sous-ombilicale et la résistance, la consistance ferme de la paroi abdominale au-dessus de l'ombilic (ventre en bois); quand les accidents se sont amendés, qu'une palpation soignée est possible, elle permet de sentir, dans l'un ou l'autre hypocondre ou à l'épigastre, une tuméfaction douloureuse, de consistance variable, tantôt dure, résistante, tantôt pâteuse, tantôt enfin franchement fluctuante. Il y a presque toujours une augmentation de résistance le long du

(1) Grandsire. Loco citato.
(2) Rabé. Presse médicale, 28 avril 1895.

rebord des fausses côtes et de la limite inférieure de la tuméfaction, par suite de l'existence d'adhérences, de fausses membranes à ce niveau.

Les frottements péritonéaux sont rares. Ils existaient dans un cas de Rendu. Dans un cas de péri-hépatite consécutive à un abcès du foie, Bertrand (1) a constaté un bruit de frottement comparable au bruit de cuir neuf de la péricardite.

En cas de pleurésie de voisinage il y a naturellement abolition des vibrations du côté correspondant.

LA PERCUSSION donne des résultats variables suivant les cas, suivant les variétés d'abcès. Elle doit être très légère, très superficielle. Il faut savoir que le tympanisme stomacal constitue une grande cause d'erreur.

Si l'abcès est simplement purulent on aura de l'augmentation de la matité hépatique ou splénique, voire une matité épigastrique anormale et la suppression de l'espace de Traube du fait de l'abcès sous-phrénique et de la pleurésie concomitante. On constatera d'autre part de la matité à la percussion dans la partie inférieure du thorax : comme le fait remarquer Mauclaire (loco citato), tous les auteurs insistent sur la couche à concavité inférieure dans l'abcès sous-phrénique, sur la couche à concavité supérieure dans la pleurésie, mais outre qu'une pleurésie complique souvent l'abcès, ces nuances ne sont pas toujours faciles à percevoir, si même le fait est indiscutable. La percussion combinée à la palpation pourra déceler du déplacement des organes, l'abaissement du foie et de la rate, la déviation de la pointe du cœur, le refoulement du poumon.

Si l'abcès est gazeux, ce qui est surtout fréquent dans les cas de communication d'une perforation du tube digestif avec la cavité de l'abcès, on trouve à la partie supérieure de l'abdomen une zone tympanique de siège, d'étendue, de forme variables. Ses limites sont ordinairement constituées en bas par le foie, la rate, des adhérences étendues entre l'estomac, l'épiploon, le côlon et la paroi abdominale, en haut par le bord

(1) Bertrand. Acad. de Méd., 1ᵉʳ juillet 1890. Rapport de M. Rochard.

inférieur du poumon situé à des hauteurs variables suivant le temps respiratoire. Dans les variétés antérieures droites on constate du météorisme sus et pré-hépatique qu'on ne confondra pas avec la sonorité normale de l'estomac, dans les variétés gauches il y a surtout du tympanisme épigastrique et splénique et de l'augmentation de l'aire de Traube. Ces signes peuvent être ou non combinés avec ceux d'une pleurésie ou d'un pneumothorax concomittant. Moritz (1) et Starke (2), dans deux cas d'abcès gazeux, auraient constaté le bruit de pot fêlé dans la partie gazeuse de l'abcès.

L'auscultation décèlera souvent les signes ordinaires de l'épanchement pleural, abolition du murmure vésiculaire, souffle pleurétique, égophonie, pectoriloquie aphone ou du pyopneumothorax, quelquefois symptomatique d'une perforation du diaphragme (bruit d'airain, respiration amphorique, tintement métallique, succussion hippocratique), quelquefois aussi en l'absence de tout pyopneumothorax.

L'auscultation médiate combinée au déplacement brusque du malade fera parfois percevoir dans la région abdominale supérieure, dans les cas d'abcès gazeux en particulier, un clapotement (Rigal et Pasturaux) comparable à la succussion hippocratique et qu'on ne confondra pas avec le clapotement stomacal, car il est plus superficiel : il est l'indice d'un abcès pyo-gazeux.

On constatera quelquefois des signes de péricardite sèche ou avec épanchement.

Il est enfin une exploration d'une importance extrême, surtout dans les cavités postérieures, c'est la PONCTION EXPLORATRICE pratiquée à diverses profondeurs dans les espaces intercostaux inférieurs, c'est elle qui, dans notre cas (1), fit porter à M. Lyon, d'une façon ferme, le diagnostic d'abcès de la rate, grâce à la nature du liquide retiré; dans une autre Observation de M. Peyrot, l'aiguille fut d'abord enfoncée à une profondeur de deux centimètres, où la pointe fut jugée être dans

(1) Moritz. St-Peterburger med. Woch., 1882, n° 1.
(2) Starke.

la plèvre, le résultat fut négatif : enfoncée plus profondément, sous le diaphragme vraisemblablement, elle fut positive ; le diagnostic d'abcès sous-phrénique sans pleurésie fut porté et vérifié bientôt par l'intervention. Dans d'autres cas, le résultat fut encore plus probant, la première ponction intra-pleurale ayant ramené un liquide séreux et la seconde sous-diaphragmatique un liquide purulent (Scheurlen). Enfin, pour MM. Peyrot et Guinard, la non fétidité du pus retiré par ponction de la région hépatique serait un signe de grande valeur en faveur du siège intra-hépatique de l'abcès.

D'autre part, suivant la remarque de Penzoldt : « Si le pus » (après une ponction au trocart ou avec une grosse aiguille), » si le pus s'écoule plus fortement pendant l'inspiration, c'est » qu'il est situé sous le diaphragme ; dans le cas contraire, il » est situé au-dessus. »

La ponction exploratrice permet enfin de rechercher l'élément infectieux, nous avons vu au chapitre Anatomie pathologique qu'on avait trouvé de façon presque constante le colibacille.

Signes généraux. — L'état général est grave. La fièvre, cependant, est rarement très élevée ; le plus souvent, elle oscille entre 37°-38° le matin, 38°-39° le soir. Sa marche est, en général, irrégulière ; parfois, elle est normale. Peut-être faut-il voir dans ce fait une manifestation de l'action hypothermisante du coli-bacille, soutenue par quelques auteurs, Hanot (1) entre autres. En revanche, l'état général est toujours profondément touché. Dans notre cas (I), il était vraiment alarmant : le teint plombé, les yeux excavés, la peau sèche, la langue rôtie, l'haleine fétide. Dans notre Observation II, la prostration était profonde, le faciès grippé, les yeux excavés, le nez pincé, le pouls fréquent et petit. Dans notre Observation III, le pouls est à 120, petit, irrégulier, le faciès grippé, pâle, avec battements des ailes du nez.

(1) Hanot. Considérations générales sur l'ictère grave. Semaine médicale, 1894, p. 373.

Évolution. — L'analogie avec l'appendicite et les abcès péri-cœcaux est la plus grande : l'évolution est, en tout, comparable. Tantôt, le processus suraigu ne permet pas la formation d'adhérences protectrices : il y a péritonite suraiguë ; tantôt, le processus, à marche plus lente, permet la formation d'adhérences et la limitation de l'abcès ; c'est dans ce dernier cas seulement qu'il y a, à proprement parler, abcès sous-phrénique, péri-stomacal, ou abcès péri-appendiculaire.

Terminaisons

L'anatomie pathologique nous a fait prévoir les terminaisons de l'abcès abandonné à son évolution naturelle.

Dans des cas exceptionnels, il y aura guérison spontanée graduelle sans phénomènes critiques, nous en avons rapporté deux cas où l'on assista à la disparition progressive des accidents.

D'ordinaire le pus se fraye un chemin vers les cavités naturelles voisines, vers la plèvre où il donne naissance aux signes ordinaires de l'empyème ou du pyopneumothorax, 23 fois sur 168 dans la statistique de Lang, vers les bronches par l'établissement d'une fistule péritonéo-bronchique se traduisant par une vomique. Cette terminaison est relativement fréquente puisque Lang l'a trouvée 34 fois sur 168 cas. La guérison peut se produire par ce mécanisme comme dans les cas de Nowack et Starke et le nôtre. La mort peut aussi en être la conséquence par gangrène pulmonaire ou cachexie suppurative.

L'ouverture dans le péricarde, mentionnée trois fois par Lang, s'est manifestée par la mort presque subite par syncope.

La formation d'une fistule intestinale se traduit souvent par la transformation en abcès gazeux d'un abcès jusque-là purulent et par l'établissement d'une diarrhée purulente fétide et persistante (Van Lair, Fenwick, loco citato). Dans des cas exceptionnels la guérison s'est produite de cette façon. Le plus souvent le malade est mort rapidement par cachexie rapide.

Enfin la formation d'une fistule cutanée a parfois amené la guérison d'un abcès sous-phrénique (Mauclaire, Routier, loco citato).

On peut aussi constater la propagation, sans perforation, du processus inflammatoire au voisinage — cette propagation à la plèvre, en particulier pour Leyden, se produirait toujours, pour Scheurlen dans la moitié des cas, pour Nowack dans les 2/3 des cas, pour Lang dans le quart des cas. La propagation au péricarde, se traduisant par les signes ordinaires des péricardites, sont mentionnées dans environ un dixième des cas.

Rappelons comme complications exceptionnelles la phlébite de la veine épigastrique et de la veine iliaque externe, observée dans le cas de Van Lair. La fusée de l'abcès dans la fosse iliaque comme dans le cas de Jalaguier.

DIAGNOSTIC

Nous ne traiterons pas le diagnostic positif et différentiel des abcès sous-phréniques, question traitée longuement et bien dans les mémoires et les thèses de nos prédécesseurs et dans les livres classiques, traités et manuels de Médecine. Nous chercherons plutôt à grouper les signes qui permettront de porter le diagnostic des variétés anatomiques dont nous avons essayé de démontrer l'existence au chapitre relatif à l'anatomie pathologique.

Dans les ABCÈS INTER HÉPATO-DIAPHRAGMATIQUES DROITS, la douleur initiale prédomine dans l'hypocondre droit, irradiée quelquefois vers l'épaule droite, la voussure épigastrique s'étend surtout vers la droite, il y a augmentation de la matité hépatique ou au contraire dans les cas d'abcès gazeux, sonorité préhépatique et abaissement du foie. La partie droite du thorax sera peu ou pas mobile, le type respiratoire abdominal complètement supprimé à droite, la pleurésie droite sera très fréquente et on constatera parfois de la névralgie phrénique droite.

Le diagnostic causal sera surtout basé sur les antécédents : *antécédents gastriques*, signes ordinaires de l'ulcère gastrique ou duodénal (douleur en broche, hyperchlorhydrie, hématémèses, etc.), début brusque, suraigu, type de la péritonite par perforation. On pensera surtout, nous l'avons vu, à une *perforation pylorique ou duodénale*. Nous savons que pour quelques auteurs, Debove et Rémond, l'absence de vomissements plaiderait en faveur de la perforation stomacale.

Antécédents hépatiques :

lithiasiques, le début plus ou moins brusque, le type de la fièvre, l'existence ou non d'ictère, la constatation ou l'absence d'empâtement sous-hépatique au niveau du fond de la vésicule, feront pencher vers l'angiocholite calculeuse avec abcès et périhépatite secondaire ou vers la cholécystite avec perforation secondaire et abcès périvésiculaire ;

hydatiques, plutôt rares, avec infection secondaire de la poche, puis propagation périhépatique sus diaphragmatique ;

dysentériques, avec phénomènes secondaires d'abcès du foie. Nous avons vu d'ailleurs que, dans quelques cas, l'abcès sous-phrénique s'était produit en l'absence de tout abcès du foie.

Nous ne croyons pas nécessaire d'insister sur l'importance de ces constatations au point de vue thérapeutique.

Dans les ABCÈS INTER-HÉPATO-DIAPHRAGMATIQUES GAUCHES la douleur initiale prédomine à gauche, s'irradie quelquefois vers l'épaule gauche, la voussure est surtout marquée du même côté, l'espace de Traube est ou aboli ou au contraire très augmenté, il y a souvent des signes de pleurésie gauche, du déplacement de la pointe du cœur en haut et en dedans, de l'empâtement périphérique, la formation d'un véritable plastron sous-costal gauche. La moitié gauche du thorax participe peu ou pas aux mouvements respiratoires.

On notera d'une façon presque constante des antécédents d'ulcère gastrique et on pourra diagnostiquer d'une façon ferme l'existence d'une *perforation de la paroi antérieure de l'estomac*, souvent dans la région cardiaque.

Dans les ABCÈS PÉRI-SPLÉNIQUES la douleur siège profondément dans l'hypocondre gauche, la tuméfaction a moins de tendance à envahir la région épigastrique, il y a augmentation considérable de la matité splénique, la pleurésie gauche est à peu près constante, la palpation méthodique décèle très bas, sous les fausses côtes gauches, un véritable gâteau péri-splénique, les douleurs lombaires sont souvent vives. La nature spéciale boueuse splénique du pus retiré par la ponction exploratrice permet souvent, comme dans notre Observation I, un diagnostic ferme.

Les antécédents gastriques, le début suraigu comme une péritonite par perforation, pourront faire porter le diagnostic de *perforation stomacale*, et cette perforation, nous l'avons vu, siégera *près du cardia* ou sur la *paroi postérieure de la grosse tubérosité*.

L'absence d'antécédents gastriques sera favorable à l'hypothèse *d'abcès de la rate*, surtout si on a noté des antécédents paludiques ou un traumatisme récent de la région.

On auscultera le cœur avec soin, on recherchera les lésions du cœur gauche qui, si elles existent et si elles s'accompagnent, comme dans notre observation I, d'autres accidents emboliques, permettent de poser le diagnostic *d'infarctus de la rate*.

Le diagnostic d'ABCÈS RÉTRO-STOMACAL (de l'arrière-cavité des épiploons) n'a, croyons-nous, jamais été porté de façon ferme du vivant du malade. Des documents que nous avons rassemblés à ce sujet il semble que l'on puisse conseiller de rechercher l'ensemble des phénomènes suivants : début de péritonite aiguë sus-ombilicale, douleurs épigastrique et lombaire violentes, tuméfaction épigastrique de forme spéciale « ovalaire, s'étendant « depuis le diaphragme et l'hypocondre gauche jusqu'à l'ombilic « et s'arrêtant à l'hypocondre droit » (1), peu d'induration sus-ombilicale, matité hépatique et splénique normales. Peut-être serait-on autorisé dans certains cas à pratiquer la distension de l'estomac par le procédé de notre maître Guinard, insufflation d'air dans l'estomac avec la soufflerie du thermo-cautère ; on constaterait ainsi nettement que l'estomac est en avant de la tumeur perçue.

Des antécédents d'ulcère gastrique, un début aigu feraient porter le diagnostic de *perforation de la paroi postérieure de l'estomac*. Parfois la collection est consécutive à un trauma-

(1) Jordan Lloyd. Brit. med. Journal, 12 novembre 1892, p. 1031.

tisme épigastrique. elle est provoquée soit par la perforation de l'estomac. soit par la gangrène du pancréas. Enfin. suivant la remarque de Lloyd (loco citato). quand le contenu liquide de ces épanchements a la propriété de convertir l'amidon en sucre. on peut affirmer que le pancréas a été lésé.

Le diagnostic de l'ABCÈS INTER-HÉPATO-STOMACAL n'a jamais été fait qu'au cours de l'intervention chirurgicale. il accompagne d'ailleurs presque toujours un autre abcès. on pourrait peut-être y penser dans les cas d'estomac biloculaire avec signes d'ulcère. fièvre de suppuration et douleur localisée le long et au-dessus du bord antérieur du foie.

En tous cas, comme nous l'avons dit. on devra inspecter systématiquement cette région au cours des laparotomies pour abcès sous-phréniques.

Les abcès RÉTRO (EXTRA) PÉRITONÉAUX sont souvent d'un diagnostic relativement facile, ils présentent à l'ordinaire des signes de suppuration lombaire avec réactions pleurales plus ou moins accusées. absence presque complète de réactions péritonéales. saillie des espaces intercostaux. œdème de la peau souvent fort accusé, car les rapports de l'abcès avec le tissu cellulaire sont plus intimes que dans les abcès intra-péritonéaux. absence ordinaire des signes épigastriques.

Les antécédents néphrétiques, appendiculaires ou pancréatiques et les signes concomitants permettront. dans la plupart des cas. de poser le diagnostic de la lésion causale.

Il faut compter enfin avec ces cas complexes. comme ceux que nous avons rapportés. dans lesquels se trouvent envahies simultanément plusieurs des loges précédentes, il est fort difficile d'assigner de règles pour leur diagnostic, mais il est bon que l'opérateur ait cette éventualité toujours présente à l'esprit, de façon à explorer systématiquement ces diverses régions.

TRAITEMENT

Le traitement a subi l'influence très nette des connaissances chaque jour plus précises recueillies sur cette affection.

Pendant toute la PÉRIODE DITE CLINIQUE de cette affection, il fut presque exclusivement médical — il ne pouvait guère être autre, étant donnés à ce moment l'absence de notions anatomiques précises sur ces abcès, l'impossibilité fréquente d'arriver du vivant du malade à un diagnostic ferme, l'état enfin de la chirurgie à cette époque.

Les résultats de ce TRAITEMENT DIT MÉDICAL furent lamentables — il suffit, pour s'en convaincre, de rappeler la statistique de Lauenstein (1), 104 cas traités médicalement : 98 morts, 6 guérisons, soit une mortalité vraiment effrayante de 95 %. Notre statistique personnelle est presque aussi mauvaise. Dans 63 des cas que nous rapportons, où le traitement a été purement médical, nous relevons 56 morts et 7 guérisons, dont une personnelle, soit encore une mortalité de 88 %.

Est-ce à dire que le traitement non interventionniste doive être absolument banni ? Ces chiffres précédents semblent bien conduire à cette exclusion radicale. Cependant nous avons cru pouvoir, dans un cas (V. Obs. IV), nous arrêter à cette façon de faire, — et les évènements nous ont donné raison, — le malade a guéri et parfaitement. Mais c'est seulement l'absence de localisation précise de l'abcès, le peu d'élévation de la température et, il faut le dire aussi, la rapidité avec laquelle

(1) Lauenstein, Assoc. méd. britannique, 64ᵉ session tenue à Carlisle, du 28 au 31 juillet 1896. Voir Sem. médicale, 1896, p. 391.

la vomique s'est produite, qui nous ont fait estimer l'abstention opportune. Dans un cas de Nowack (1), la guérison s'est produite de même après vomique; dans un autre, sans phénomènes critiques. Dans l'Observation de Starke (2), un abcès péri-typhlique rétro-péritonéal guérit de même spontanément par la vomique. Il en fut de même dans l'Observation d'Hilton Fagge (loco citato). Dans l'Observation II de Fenwick (3), la guérison se produisit sans phénomènes critiques. Enfin, l'Observation de S. West (4) mentionne aussi la vomique comme cause de guérison.

En résumé, il semble qu'on puisse dire que l'abstention n'est guère de mise dans le traitement des abcès sous-phréniques et qu'elle équivaut presque à un arrêt de mort pour le malade qui en est l'objet, et que, cependant, dans un nombre de cas extrêmement restreint, dans les cas, en particulier, où, le diagnostic anatomique étant quasi-impossible, le choix du mode opératoire est extrêmement hasardeux; dans quelques cas, enfin, où une vomique s'est produite et où, à la suite de cet accident, il y a eu une amélioration notable de l'état général, l'expectation puisse être défendue.

Il n'est pas douteux, cependant, qu'on ne peut guère préconiser un traitement qui n'attend la guérison que d'une vomique.

Le traitement devait rapidement devenir interventionniste, et les abcès sous-phréniques entrer nettement dans le domaine chirurgical — et la proportion des guérisons s'élever de ce fait à un taux jusqu'alors inconnu. C'est ainsi qu'en bloc la statistique de Lauenstein donne 39 guérisons pour 74 interventions, et la nôtre 38 guérisons pour 72 interventions — soit exactement un taux moyen de 54 % de guérisons. Le résultat est on le voit appréciable, si on le compare aux 5 % de guérisons donnés par le traitement non interventionniste. Il est plus remarquable encore si nous éliminons

(1) Schmidts Jahrburt. 1891, p. 73.
(2) Starke. Charite Annalen. 1882, p. 300.
(3) The Lancet, 17 juillet 1886. p. 109.
(4) S. West. The Lancet, 3 novembre 1884, p. 1033.

de notre statistique les cas dans lesquels l'intervention ayant consisté en l'ouverture de l'abcès à la pâte de Vienne ou en simple ponction, ne peut vraiment être rapportée comme une intervention chirurgicale. — Nous obtenons alors les chiffres suivants : 66 interventions, 38 guérisons, soit un taux de près de 60 °/₀.

Ces chiffres se passent de commentaires — l'intervention s'impose — elle s'imposera chaque jour davantage, car il n'est pas douteux que sous l'influence de diagnostics anatomiques plus précis, d'indications opératoires mieux définies, d'interventions mieux réglées, le taux des guérisons ira chaque jour croissant. Au surplus point n'est besoin de chiffres pour démontrer ce que nous considérons comme un axiome, à savoir : le pus collecté appelle le bistouri. Il s'agit seulement de préciser la meilleure voie à prendre et nous allons passer en revue les interventions qui ont été pratiquées au cours des abcès sous-phréniques et nous essaierons de poser les indications avec une certaine précision.

L'OUVERTURE DE L'ABCÈS A LA PATE DE VIENNE, pratiquée par Rigal et Villemin et qui, dans les 2 cas, se termina par la mort du malade, ne mérite rien plus qu'une mention historique. Cependant Loumeau obtint une guérison par cette méthode dans un cas d'abcès rétro-péritonéal.

Nous en dirons autant de la *ponction simple*. Les 6 cas que nous avons relevés nous donnent 5 morts (Rendu, Pilhül, Bossi, Rabaine, Mauclaire) loco citato, et une guérison (Obs. de Renvers), qui guérit ainsi un abcès phréno-splénique. — Il semble que l'on puisse dire d'une façon ferme, que tous les cas où l'on serait tenté de pratiquer la ponction, sont justiciables de l'incision. Lang donne à peu près le même taux de guérisons, 14.3 o/o.

Avec l'INCISION nous entrons vraiment dans le traitement chirurgical. Elle s'est pratiquée dans deux conditions assez différentes : dans une première série de cas, il s'agissait d'abcès pointant nettement vers la paroi abdominale antérieure ; dans une autre série de cas, l'abcès pointait aux lombes et a été évacué par l'incision lombaire.

L'incision abdominale antérieure a été pratiquée 10 fois à notre connaissance (Williams, Leyden, Braman, Debove, Israël, Nowack, Howe, Hulke, Courtois-Suffit, Tuffier): elle a donné cinq guérisons et cinq morts. Dans 7 cas, il s'agissait d'abcès inter-hépato-diaphragmatiques droits, dans 2 d'abcès péri-spléniques: dans un, nous n'avons pu déterminer la variété anatomique.

L'intervention a généralement été simple. Plusieurs opérateurs l'ont fait précéder d'une ponction et se servant du trocart comme conducteur, ont incisé plus ou moins largement. D'autres suffisamment renseignés sur la présence et le siège du pus ou des gaz, par la fluctuation ou la sonorité, ont incisé franchement l'abcès sans conducteur. Dans tous les cas, un bon drainage a été pratiqué, le drain avait 28 centimètres dans le cas de Debove; Mauclaire mentionne un cas de Jaffé où l'incision abdominale antérieure a été complétée par une incision complémentaire d'un espace intercostal de la ligne axillaire.

La guérison, nous l'avons vu, a été obtenue dans 50 % des cas — et cette intervention semble surtout convenir aux variétés antérieures des abcès inter-hépato-diaphragmatiques droits et périspléniques.

L'incision lombaire est mentionnée dans sept de nos cas (Koërte, Beck, Berger, Starke, Nowack, Leyden, Küster et Grawitz), elle a donné six guérisons et une mort, soit un taux de guérisons de 84 %, environ. Ces remarquables résultats sont dus, à n'en pas douter, à la bénignité relative des abcès auxquels s'adressait cette intervention. Dans tous les cas, il s'agissait d'abcès rétro-péritonéaux auxquels leur situation extra-péritonéale confère une bénignité relative.

Dans le cas de Beck, l'incision le long du bord externe du muscle sacro-lombaire fut complétée par la résection des 11e et 12e côtes; dans celui de Nowack, l'incision lombaire constitua, à proprement parler une contre-ouverture, pratiquée quatre jours après l'incision transpleurale d'un abcès sous-phrénique. Le professeur Berger, pour un abcès sous-phrénique rétro-péritonéal consécutif à une appendicite, pratiqua simplement une large incision lombaire sans résection costale, draina et obtint la guérison.

L'indication est précise : la voie lombaire sera indiquée dans tous les cas d'abcès rétro-péritonéaux pointant à la région lombaire. Nous verrons, dans un instant, qu'un certain nombre d'abcès rétro-péritonéaux ont été ouverts par la voie transpleurale, les résultats ont été beaucoup moins satisfaisants, la mortalité a été en effet de 50 % (8 cas, 4 morts, 4 guérisons). La voie lombaire est donc la voie d'élection dans tous les cas d'abcès rétro-péritonéaux.

LA LAPAROTOMIE MÉDIANE SUS-OMBILICALE OU LATÉRALE a été pratiquée dans vingt-deux de nos Observations (Von Wahl, Nowack, Van Lair, W. Page, Bennett, Reymond et Michaux, Ewart, Gould, Routier, Schuchart, Cutler, Campenon, Courtois-Suffit, Bennett, Marcelle, Hartmann Jonnesco, Dunn, Rabé, Howe, pers. II, pers. III). Elle a donné 9 morts et 13 guérisons, soit à peu près 60 % de guérisons. Il s'agissait 11 fois d'abcès inter-hépato-diaphragmatiques droits, 6 fois d'inter-hépato-diaphragmatiques gauches, deux fois d'un abcès péri-splénique, une fois d'un abcès inter-hépato-stomacal, une fois d'abcès multiples (pers. II) : dans un cas, nous n'avons pu déterminer la variété anatomique.

L'intervention a été fort variable : dans quelques cas elle n'a été autre chose qu'une large incision médiane ou latérale permettant une exploration plus complète de la cavité suppurante et un drainage plus soigné. Dans d'autres, elle a pris les proportions d'une des plus délicates opérations de la chirurgie. Elle doit en effet se proposer deux buts :

1° Ouvrir largement l'abcès et assurer par un drainage soigné le libre écoulement du pus.

2° Rechercher, s'il y a lieu, les perforations causales du tube digestif et les obturer.

Suivant les cas, l'incision sera médiane, inter-ombilico-xyphoïdienne (c'est l'incision qui répond au plus grand nombre de cas). Elle convient en particulier à tous les cas où l'abcès vient nettement pointer à l'épigastre.

L'incision latérale a été préférée dans un certain nombre de cas. M. Delbet (1), dans l'Observation rappelée par Rabé, pratiqua son incision le long du bord externe du grand droit. Dunn (2), dix jours après une laparotomie médiane, pratiqua une laparotomie latérale pour rechercher un abcès sous-phrénique qu'il ne trouva pas, mais qui s'ouvrit tout seul deux jours après ; son malade guérit. Jonnesco, dans un cas d'abcès inter-hépato-diaphragmatique droit, pratiqua de même une laparotomie le long du bord externe du muscle droit, lava, draina ; son malade guérit.

Dans notre Observation (III), notre maître, M. Guinard, 15 jours après une laparotomie médiane qui avait ouvert et vidé un abcès inter-hépato-diaphragmatique droit, pratiqua à deux travers de doigt au-dessus des fausses côtes gauches, une incision qui ouvrit un 2ᵉ abcès ; le malade guérit.

Il n'est pas douteux que l'incision médiane réponde au plus grand nombre des cas, et qu'elle devra être préférée en général surtout en l'absence d'un diagnostic anatomique précis et quand l'abcès pointe à l'épigastre. Mais l'Observation de Dunn, la nôtre, montrent qu'elle peut être insuffisante ou inefficace, qu'une laparotomie latérale peut être indiquée secondairement : dans les cas donc où le diagnostic anatomique aura été fait de façon précise on pourra, comme M. Delbet, adopter d'emblée l'incision latérale.

Quoi qu'il en soit, la laparotomie étant pratiquée, le foyer étant ouvert, que conviendra-t-il de faire ? On devra nettoyer avec soin la cavité purulente, l'explorer doucement avec le doigt, pratiquer un lavage soigné mais extrêmement prudent, apprécier l'étendue de l'abcès, ses prolongements, ne pas

(1) Rabé. Presse médicale, 1897, VI, p. 189.
(2) Dunn. British med. Journal, 4 avril 1896, p. 846.

oublier surtout d'inspecter la région inter-hépato-stomacale qui peut, nous l'avons vu, être le siège d'abcès bien localisés, rechercher si l'arrière-cavité des épiploons n'est pas le siège d'une collection purulente qu'on chercherait en ce cas à évacuer à travers le petit épiploon ou mieux par la voie lombaire. Toutes ces investigations devront être faites minutieusement, mais l'opérateur devra être retenu dans son examen par la crainte de rompre les adhérences protectrices qui limitent l'abcès et de transformer en péritonite généralisée un abcès local du péritoine.

Au cours de ces investigations, on recherchera naturellement, pour les obturer, les perforations du tube digestif et on sera guidé dans cette recherche par les propositions dans lesquelles nous avons cherché à remonter des variétés anatomiques des abcès sous phréniques aux lésions causales.

Cette suture de la perforation a été pratiquée un certain nombre de fois.

Dans le cas de Van Lair, le professeur Winiwarter (1), après avoir pratiqué une laparotomie médiane, reconnut des perforations de la face antérieure de l'estomac, qu'il sutura. Son malade guérit, bien qu'il eût dû faire un drainage transdiaphragmatique et une contre-ouverture pleurale pour traiter un pyopneumothorax concomitant. W. Page (2) pratiqua la laparotomie à deux pouces de la ligne médiane et, après avoir évacué un abcès rempli de pus et de gaz, sutura à la soie une perforation consécutive à un ulcère de la face antérieure de l'estomac, située à trois pouces du cardia. Son malade mourut quatorze heures après l'opération. Dunn, après une laparotomie médiane pour abcès inter-hépato-diaphragmatique droit, rechercha et trouva une perforation de la paroi antérieure de la première partie du duodénum, qui fut fermée à l'aide de cinq sutures de Lembert à la soie. Le malade guérit, quoique la grande cavité péritonéale ait été envahie et qu'on

(1) Van Lair. Revue de médecine, juillet 1893. T. XIII.
(2) W. Page. The Lancet, 24 mars 1894, p. 733.

ait dû faire secondairement une laparotomie latérale pour un abcès sous-diaphragmatique (1).

Dans le cas de Schuchardt (2), on dut, deux jours après une laparotomie médiane sus-ombilicale pour abcès inter-hépato-diaphragmatique gauche et péri-splénique, pratiquer une deuxième intervention pour rechercher et suturer une perforation, suite d'ulcère d'estomac qu'on rencontra sur la paroi antérieure de l'estomac, à six cent. du cardia, tout près de la petite courbure.

Hartmann (3), au cours d'une laparotomie médiane, reconnut bien l'existence d'un ulcère du duodénum, mais il ne put le suturer. Sa malade mourut de cachexie trois mois et demi après l'opération.

Nous ne rappelons qu'accessoirement 4 cas de Guinard et Rochard relatés par M. Schwartz dans son rapport à la Société de Chirurgie du 5 janv. 98, car il s'agissait de péritonites généralisées ; ces opérateurs, au cours de leurs interventions, cherchèrent à réunir par des sutures, en adossant des surfaces aussi larges que possible, les bords de la perforation — de même que dans un cas cité par M. Guinard au Congrès de Chirurgie de 1898 (4).

Mais en général les opérateurs ne se sont pas attachés à faire systématiquement l'obturation de la perforation : et ce faisant ils ont surtout été retenus par la crainte, à notre avis salutaire, de rompre des adhérences par des manœuvres intempestives. Les faits leur ont donné raison — leurs malades ont guéri en grand nombre ; — les perforations se sont obturées le plus souvent en contractant des adhérences avec les organes voisins.

Il semble donc qu'on puisse dire en règle que l'opérateur devra rechercher les perforations stomacales, là où il devra

(1) Dunn. British med. Journal, 4 avril 1896, p. 876.
(2) Schuchardt. Archives de Langenbeck, 1895. T. L, p. 615.
(3) Hartmann. Soc. de Chirurgie, 5 janvier 1898.
(4) Guinard. Ulcères perforants de l'estomac. Congrès de Chirurgie, 1898.

les trouver, qu'il devra même choisir sa ligne d'incision de
façon à faire tomber avec le plus de probabilités possible la
perforation dans son champ opératoire, comme le fit W. Page (1),
mais qu'il devra bien se garder de se livrer, pour ce faire, à
des explorations tant soit peu brutales et qu'à tout prendre une
perforation stomacale ouverte dans une cavité limitée et déjà
entourée de membranes protectrices susceptibles de s'organiser
guérit plus sûrement et est beaucoup moins dangereuse qu'une
pénétrante généralisée. M. Guinard ne cite-t-il pas, dans le
tome VI du traité de Chirurgie de Le Dentu, 2 cas d'appendicites avec fistule fécale s'ouvrant dans un abcès péri-appendiculaire, se fermant spontanément.

Quoi qu'il en soit, la laparotomie ayant été pratiquée, la
cavité nettoyée et lavée, ses prolongements explorés, la perforation causale (s'il en existe), ayant été ou non suturée, on
fera un *drainage soigné*.

Il a été pratiqué dans presque tous les cas de laparotomie.
On sera guidé dans la disposition des drains sur la variété
anatomique de l'abcès.

Dans un cas, celui de Van Lair, le professeur Winiwarter
pratiqua par la plaie abdominale, à travers le diaphragme, le
drainage d'un pyopneumothorax concomitant, une contre-
ouverture étant pratiquée dans un espace intercostal et, à cette
occasion, Van Lair se demande si, au lieu d'ouvrir le diaphragme
de haut en bas par la voie transpleurale, il ne vaudrait pas
mieux pratiquer l'incision du diaphragme de l'abdomen vers
le thorax.

Nous ne le pensons pas.

Thoracotomie. Incision transpleurale. — Nous en rapportons 23 cas ayant donné 14 guérisons et 9 morts, soit environ
60 % de guérisons. Dans 11 cas, il s'agissait de variétés
postéro-supérieures d'abcès inter-hépato-diaphragmatiques droits,
dans 6 cas, d'abcès rétro-péritonéaux, dans 3 cas, d'abcès

(1) W. Page. Loco citato.

péri-spléniques, dans 1 cas, d'abcès inter-hépato-diaphragmatique
gauche, dans 2 cas, nous n'avons pas pu déterminer la variété
anatomique.

Dans un premier temps, la thoracotomie était pratiquée —
elle a quelquefois été l'unique intervention, dans quelques cas
en particulier, où un pyopneumothorax s'était produit par perforation du diaphragme. C'est ainsi que Tillmans (1) évacua
par thoracotomie un abcès sous-phrénique ouvert dans la cavité
pleurale et contenant des matières alimentaires. Son malade
guérit. Mackensie et Abbott (2) obtinrent une belle guérison
d'un abcès sous-phrénique ayant perforé le diaphragme par
la résection de la 6ᵉ côte sur la ligne axillaire donnant issue à
900 grammes d'un pus fétide, l'irrigation de la cavité pleurale
avec de l'eau boriquée tiède et l'établissement d'un double
drainage par lequel on pratiquait un lavage journalier. De
même Hulke et Cayley (3) guérirent un abcès sous-diaphragmatique droit ayant perforé le diaphragme et provoqué la
formation d'un pyopneumothorax en incisant très bas dans le
côté droit de la poitrine, drainant et lavant. Il en fut de
même dans l'Observation III de Beck (4), où il s'agissait d'un
abcès sous-diaphragmatique droit. Le malade de Monod (5)
succomba après une thoracotomie postérieure avec résection
costale, il s'agissait d'un abcès sous-diaphragmatique d'origine
gastrique avec perforation du diaphragme.

Dans d'autres cas, *la thoracotomie* n'a été que le temps
préliminaire de l'incision transdiaphragmatique de l'abcès,
soit que ce deuxième temps fût pratiqué dans la même séance,
soit qu'un intervalle plus ou moins long séparât les deux
interventions. Il s'agissait ou bien d'abcès sous-diaphragmatiques à variétés postérieures ayant refoulé le diaphragme sans
perforer ou même infecter la plèvre, — ou bien d'abcès

(1) Tillmans. Loco citato.
(2) Mackensie. Clin. Society, 26 octobre 1894.
(3) Hulke. Clin. Society, 26 octobre 1894.
(4) Beck. New-York med. record, 1896, p. 217.
(5) Monod. Société de Chirurgie, 8 décembre 1897.

sous-diaphragmatiques compliqués de pleurésie purulente, soit que le diaphragme ait été perforé, soit que le processus infectieux se soit propagé du péritoine à la plèvre à travers le diaphragme. La conduite à tenir est légèrement différente dans l'un ou l'autre cas.

Si la *plèvre est envahie*, le thorax étant plus ou moins largement ouvert, le pus pleural étant évacué, on recherchera l'abcès sous-diaphragmatique, on ponctionnera au besoin pour s'assurer de la réalité de cet abcès, on incisera plus ou moins largement à travers le diaphragme, on lavera et on drainera — après avoir, si c'est nécessaire, pratiqué une contre-ouverture. C'est ainsi que dans un abcès sous-phrénique consécutif à un abcès péri-néphrétique et compliqué de pleurésie purulente, Fr. Riz (1), après évacuation du pus pleural, rencontra une ouverture diaphragmatique qui le conduisit dans la région lombaire, où il pratiqua une contre-ouverture. Un gros drainage fut établi. Graduellement la plaie pleurale se ferma mais la plaie lombaire persista. Le malade mourut 2 mois après l'opération et l'on trouva à l'autopsie des lésions tuberculeuses multiples. Jollassi (2), Scheurlen (3) firent de même.

Si la plèvre est libre, le chirurgien doit chercher à protéger la grande cavité pleurale contre l'entrée du pus ; pour cela, avant d'inciser le diaphragme, il suturera par quelques points au catgut ou à la soie, le diaphragme et les bords de l'incision pleurale ; on drainera et on lavera comme dans le cas précédent.

C'est ce que fit notre maître M. Peyrot, dans l'Obs. III de sa statistique de 1891, où il s'agissait d'un kyste hydatique calcifié et suppuré du rein droit.

La même technique fut suivie par M. Guinard dans notre Observation II ; comme nous l'avons fait remarquer dans notre rédaction, une petite faute de technique amena l'in-

(1) Riz. Beitrage zur Klin. chir. Band, VII, p. 172, 1890.
(2) Jollassi. Revue encyclopédique des Sc. méd., 15 octobre 1897.
(3) Scheurlen. Charité Annalen, 1889, p. 159.

troduction de quelques gouttes de pus dans la cavité pleurale, on pratiqua une toilette soignée de la région contaminée et cet incident opératoire n'eut aucune suite fâcheuse.

Schenk (1) réséqua la 8e côte et un pneumothorax s'étant produit, sutura la partie supérieure du diaphragme, puis incisa l'abcès sous-phrénique ; son malade, très affaibli, mourut rapidement.

Monastirki (2) sutura de même ce diaphragme à la plèvre costale pour protéger la cavité pleurale contre le pus, puis incisa le diaphragme et évacua la collection sous-phrénique. Un pneumothorax qui s'était produit disparut en 3 jours.

Beck (3), dans l'Obs. IV, réséqua la 10e côte et trouva libre la cavité pleurale. Le lendemain il incisa le diaphragme qu'il sutura à la peau, son malade guérit en 6 semaines sans incidents. Il en fut de même dans notre Observation V. Mentionnons encore les cas de Gilbert et Michaux, Tuffier, Routier, Potherat, Monod, Jalaguier, Walther.

Pour terminer nous passerons rapidement en revue les résultats obtenus par les différentes méthodes sus-énumérées suivant les variétés d'abcès considérés.

Les 37 cas d'abcès *inter-hépato-diaphragmatiques droits* traités chirurgicalement donnent en bloc 15 morts. Une fois l'abcès fut ouvert à la pâte de Vienne, le malade mourut ; 4 malades furent traités par la ponction simple et moururent tous quatre ; 7 incisions simples donnent 4 guérisons : 13 laparotomies donnent 10 guérisons (il est à remarquer que 3 laparotomies latérales droites donnèrent 3 guérisons) : 12 incisions transpleurales donnent 8 guérisons. Deux interventions semblent donc devoir être préconisées : la laparotomie (latérale de préférence) et l'incision transpleurale. Ces deux méthodes donnent sensiblement le même taux de guérisons. Il est d'ailleurs évident, et nous croyons inutile d'y insister, que

(1) Schenk. St Pétersb. Med. Wochenschrift, 8 avril 1889.
(2) Monastirki, St-Péterb. Med. Wochenschrift, 1887, p. 433.
(3) Beck. New-York med. Journ.

de même que pour les kystes hydatiques la thoracotomie
conviendra surtout aux variétés antéro-inférieures abdominales.
Selon le conseil du professeur Lannelongue, on pourra dans
certains cas se donner plus de jour, et aborder plus facilement l'abcès (en particulier dans les variétés antéro-supé-
rieures) en réséquant le bord thoracique inférieur qui n'est
pas doublé à sa partie profonde par la plèvre pariétale.

Nos 7 cas *d'abcès inter-hépato diaphramatiques gauches*
nous donnent en bloc 4 morts. 5 cas traités par la laparotomie
médiane ne fournissent qu'une guérison, une laparatomie latérale donne une guérison, une thoracotomie une guérison. Les
règles précédentes semblent donc applicables ici : laparotomie,
de préférence latérale, dans les variétés antéro-inférieures,
incision transpleurale dans les variétés postéro-supérieures.

Onze abcès péri-spléniques nous donnent en bloc 5 morts.
Une ouverture à la pâte de Vienne donne une mort, une
par la ponction simple une mort, deux par l'incision simple
une guérison, deux par la laparotomie médiane une guérison,
une par la laparotomie latérale une guérison, quatre par l'incision transpleurale trois guérisons. L'incision transpleurale
semble indiquée, dans le plus grand nombre des cas ; la laparotomie latérale ne répond qu'aux cas rares où l'abcès pointe
nettement en avant dans l'hypocondre gauche et où la formation d'adhérences périphériques solides permet d'espérer une
protection efficace du péritoine au cours d'une laparotomie.

Seize abcès rétro-péritonéaux donnent en bloc cinq morts,
soit plus des 2/3 de guérisons, taux qui indique bien leur
bénignité relative. Huit incisions transpleurales ont donné quatre
guérisons, sept incisions lombaires six guérisons, une ouverture
à la pâte de Vienne une guérison. L'incision lombaire est de
toute évidence, l'opération de choix : on la pratiquera toutes
les fois que l'abcès aura la moindre tendance à pointer vers
les lombes. Mais, dans les variétés supérieures des abcès rétro-
péritonéaux, la voie transpleurale peut être imposée par les

circonstances ; en fait, l'incision lombaire doit être préférée toutes les fois qu'on est sûr, par elle, d'arriver sur l'abcès.

Six cas d'abcès rétro-stomacaux, traités chirurgicalement, donnent seulement une guérison obtenue par la laparotomie médiane (Senn) Il nous paraît impossible, à l'heure actuelle, de tirer de conclusions des faits actuellement collationnés à ce sujet. Deux ponctions ont donné deux morts : de même pour l'incision transpleurale. (L'Observation de Page, suivant sa remarque même, n'a pas toute la rigueur désirable.)

OBSERVATIONS PERSONNELLES

OBSERVATION I

*Abcès splénique et péri-splénique consécatif à un infarctus, suite d'aortite
infectante. — Incision transpleurale. — Guérison de l'abcès.*

Le nommé Bourgeois, Édouard, 30 ans, cocher, entré le
29 septembre 1897, salle Nélaton, lit n° 20.

I. ANTÉCÉDENTS. — Au point de vue héréditaire, on n'a
aucun renseignement précis; mais une de ses sœurs est morte
à vingt ans de « pleurésie aiguë. »

Personnellement le malade dit avoir ordinairement une bonne
santé, cependant il a eu il y a deux ans une pleurésie diaphragmatique droite pour laquelle il aurait été soigné à Laënnec,
dans le service de M. Méréklen. Il porte en tous cas, au niveau
des insertions diaphragmatiques, des cicatrices nombreuses de
ventouses scarifiées. Il dit aussi avoir assez fréquemment la
diarrhée. Il n'a fait aucun séjour aux colonies ou dans les
régions paludéennes. Lui, ses proches, son médecin affirment
qu'il est très sobre, qu'il ne fait jamais d'excès.

C'est un homme grand, fort, bien musclé, d'aspect robuste.

II. MALADIE ACTUELLE. — A. *Commémoratifs.* — Le 10
août dernier, au soir, il a été saisi brusquement d'un frisson
violent, accompagné de tremblements et de vomissements
alimentaires. Un médecin appelé porta le diagnostic de « troubles gastriques ». Une céphalalgie violente succéda à ces
troubles, elle ne céda ni à la quinine, ni à l'antipyrine et
dura 4 jours. En même temps le patient ressentait au creux
épigastrique des douleurs qui s'aggravèrent, se généralisèrent
les jours suivants. L'abdomen était ballonné et sensible, la
constipation opiniâtre pendant 3 jours. Une purgation fut
administrée, des selles abondantes obtenues. Un mieux immé-
diat se manifesta, le malade se lève, commence à manger.
Il avait gardé le lit pendant une douzaine de jours.

Le malade se repose encore huit jours, pendant lesquels il
se sent bien, quoique un peu faible. Au bout de ce temps,

il veut reprendre son travail ; il en est empêché par un point de côté qui se déclare brusque et violent à gauche, vers l'hypocondre. La douleur ne rétrocédant pas, il s'alite au bout de quelques jours et s'adresse à un second médecin. A ce moment, la douleur est, selon l'expression du malade, comparable à la sensation d'une « barre posée en travers de l'abdomen, qu'elle comprimerait », ou encore « une sensation de corps pris dans un étau ». Elle prédomine toujours à gauche, latéralement au niveau des dernières côtes. Le praticien fait poser un vésicatoire. En dépit de cette médication l'état va s'aggravant, le médecin conseille au malade d'entrer à l'hôpital Lariboisière, où il est admis en médecine, salle Woillez, le 17 septembre. Là, on lui fait prendre, sans résultat, 2 grammes de salicylate de soude par 24 heures, la fièvre se maintient entre 38° et 38°5.

Au bout de quelques jours, la région splénique devient empâtée, douloureuse, une ponction est pratiquée à ce niveau, on retire un litre environ d'un pus horriblement fétide, rougeâtre, ayant l'aspect de la pulpe splénique ramollie, mélangée à du pus. On porte le diagnostic d'abcès de la rate et on fait passer le malade en chirurgie, salle Nélaton, le 29 septembre. La fièvre, dans les derniers jours, avait atteint 39 et 40° le soir, avec grandes rémissions le matin.

B) *Examen du malade*. — Le malade présente un facies profondément altéré, le teint est plombé, les yeux excavés, la peau sèche, la langue rôtie, l'haleine fétide, l'expression du regard hostile, mais la conscience est complète, il n'y a ni délire, ni hallucinations. La fièvre présente des exacerbations vespérales, elle atteint 39°, 39°5, 40°, les rémissions du matin sont de 1°, 1°5. L'état général est alarmant.

La dyspnée, très intense, interdit tout mouvement au malade. Les inspirations, fortes, réveillent la douleur dans la région splénique. Le malade ne peut rester couché que sur le côté gauche, la moitié gauche du thorax est à peu près immobile.

A *l'examen* de la région splénique, on remarque dans l'hypocondre gauche et sur la région thoracique inférieure, la trace du vésicatoire et de la ponction. Cette dernière a été faite au niveau de la 9° côte gauche, à trois travers de doigt en dehors de la ligne mamelonnaire. La région ne présente aucune voussure appréciable, mais un défaut d'ampliation ; il n'y a ni œdème, ni circulation collatérale. La palpation sous les fausses côtes est extrêmement douloureuse.

La *percussion* décèle une matité très nette au niveau des 7°, 8°, 9°, 10° et 11° espaces intercostaux, dépassant en arrière la ligne axillaire, s'arrêtant en avant à peu près au niveau des fausses côtes.

Le foie paraît petit, la zone de matité n'accuse en hauteur que deux travers de doigt au niveau de la ligne mamelonnaire. Il n'est pas douloureux. Il n'y a pas d'ascite.

A *l'auscultation*, on entend une respiration normale dans

toute la hauteur du poumon droit. Elle est également normale dans la moitié supérieure du poumon gauche. Plus bas, on perçoit des râles fins et des frottements de pleurésie sèche; mais l'auscultation est difficile, car on obtient difficilement à gauche des inspirations un peu profondes. Le malade, d'autre part, ne tousse pas, n'expectore pas.

L'auscultation du cœur décèle que les bruits du cœur sont sourds, mal frappés, quoique forts. La matité cardiaque paraît augmentée. La pointe du cœur bat dans le sixième espace au-dessous du mamelon. Les artères sont souples. Le pouls est fréquent, fort, vibrant, régulier.

Pas d'albumine dans l'urine.

On porte le diagnostic d'*abcès de la rate*, et nous émettons provisoirement l'hypothèse de la nature typhique de l'affection, rattachant, faute de renseignements précis, d'observation sérieuse, les accidents du début à une typhoïde possible (nous ne disons pas probable).

L'ouverture de l'abcès s'impose. L'opération est décidée. Elle est pratiquée par M. Guinard le 30 septembre.

III. OPÉRATION le 30 septembre 1897. Opérateur M. Guinard.

Le malade est chloroformisé et on procède à l'incision transpleuro-péritonéale de l'abcès.

On résèque la 8e côte sur une étendue de 6 cm. 1/2 au point le plus central de la matité. On incise la plèvre pariétale et on s'assure à plusieurs reprises que le pneumothorax ne se produit que si l'on soulève la lèvre supérieure de la plèvre. Dès que la plèvre est appliquée sur le diaphragme, le pneumothorax ne se produit plus. Suture à la soie de la plèvre au diaphragme tout autour de l'incision pleurale qui a 5 cm. environ. Incision du diaphragme et sans voir le péritoine sain on entre dans une vaste cavité d'où s'échappe plus d'un litre d'un liquide noirâtre avec des filets purulents blanc verdâtre, visqueux, filants. L'odeur est d'une fétidité extrême.

Après avoir vidé cette poche le doigt reconnaît la présence d'une masse absolument flottante, donnant la sensation de caillots organisés, on saisit cette masse avec une pince et en l'extrayant on s'aperçoit qu'il s'agit d'un tiers environ de la rate qui est détaché, et forme un lambeau sphacélé, noir, infect, mesurant 13 cent. sur 6. Sa tranche de section présente des plaques jaune-rouge comme granuleuses, tandis qu'elle est lisse sur toute sa surface convexe.

Grand lavage de la cavité au sublimé. On s'aperçoit alors, en écartant les lèvres de la plaie en haut, qu'on est en plein tissu splénique. La partie supérieure de la rate apparaît saine non adhérente au péritoine diaphragmatique. Elle est divisée transversalement et horizontalement. Le lambeau sphacélé est constitué par l'extrémité inférieure de la rate.

Drain, tamponnement à la gaze iodoformée.

Nous devons signaler une faute opératoire commise au cours de l'intervention. Après l'incision de l'abcès, un aide a, par

mégarde, introduit entre les deux feuillets pleuraux formant
la lèvre supérieure de la plaie le bec de son écarteur. Il a
fait ainsi bâiller la cavité pleurale, et quelques gouttes du
liquide purulent ont pu y pénétrer. S'étant aperçu immédiatement de cette faute, on a procédé à une toilette soignée de la
petite portion de la plèvre souillée et on l'a fermée par un
surjet plus serré que le premier.

IV. Évolution après l'opération. — Les suites sont assez
simples. Dans les jours qui suivent, la fièvre tombe à 38° soir,
mais on voit se développer du côté gauche une pleurésie avec
épanchement minime. A l'aide de l'aiguille de Pravaz on pratique une ponction exploratrice et on retire un peu de sérosité
louche avec laquelle on ensemence quelques tubes de sérum,
de gélose et de gélatine. Rien ne pousse sur ces milieux,
l'examen direct resta négatif.

La pleurésie a disparu en quelques jours. Mais la dyspnée
reste aussi violente qu'avant l'opération (30 inspirations en
moyenne à la minute), avec parfois, surtout le soir, des crises
paroxystiques pendant lesquelles les mouvements respiratoires
atteignent 40, 50, 60 à la minute. La fièvre oscille entre 38-38,5
le soir, avec une rémission moyenne de 0°6 à 0°7 le matin.

Localement la plaie va à souhait. La douleur locale diminue,
le pus se fait plus rare à chaque pansement, la cavité se
restreint, la plaie pleuro-cutanée a très bel aspect.

Entre temps le séro-diagnostic a été pratiqué, il est resté
négatif: le pus de l'abcès a été examiné directement et cul-
tivé et on a trouvé du coli-bacille absolument pur.

La situation reste ainsi stationnaire pendant une dizaine
de jours. L'évolution de la lésion locale étant des plus satis-
faisante, mais l'état général restant profondément altéré, la
fièvre moyenne, 38-38°5, la dyspnée intense et paroxystique.

Vers le 12 octobre, la plaie est à peu près fermée, la palpation du ventre ne réveille aucune douleur, mais des phénomènes pulmonaires commencent à évoluer, des foyers conges-
tifs se forment en des points divers de la poitrine, au niveau
desquels on entend quelques sons crépitants et sous-crépitants.
De temps en temps le malade expectore quelques crachats muco-
purulents, parfois un peu sanglants. L'auscultation attentive du
cœur nous montre les bruits du cœur de plus en plus assour-
dis, surtout à la base, mais nous ne trouvons pas de souffle
net, le myocarde est vigoureux, le pouls fort, rapide, vibrant.
Nous portons alors le diagnostic d'*endocardite infectieuse et
infectante*, ayant déterminé un infarctus puis un abcès de la rate.

Traitement. Ventouses, éther, caféine, potion de Todd, régime
lacté.

Le 18 octobre. Les bruits du cœur sont de plus en plus
sourds et mal frappés à la pointe et la base. Il a tendance
au bruit de galop par dédoublement du 1er temps à la pointe.
Le pouls est fort, vibrant, dépressible, ayant en somme les
caractères du pouls dit de Corrigan.

La bronchite et la congestion pulmonaire s'accentuent. La dyspnée est intense. L'état général s'aggrave, la prostration augmente.

Le 20 octobre le bruit de galop est net à la pointe et dans la région précordiale, il semble nettement constitué par le dédoublement du premier bruit. Les bruits du cœur sont sourds. Le pouls est fort mais très dépressible.

La congestion et la bronchite sont intenses. En avant on trouve des râles disséminés dans toute la hauteur du poumon des deux côtés. En arrière submatité et obscurité respiratoires, mais la respiration s'entend jusqu'en bas; la matité n'est pas absolue; il n'y a ni égophonie, ni abolition des vibrations, c'est en somme le syndrome spléno-pneumonique.

L'aspect de la plaie est parfait. Le doigt est arrêté à l'entrée. L'abcès paraît absolument guéri, la région splénique n'est pas douloureuse, le ventre est souple.

Les urines rouges, troubles, très riches en urates, renferment des traces d'albumine.

L'état général est de plus en plus grave, la faiblesse est extrême, la pâleur cireuse, la dyspnée intense.

Traitement : ventouses, éther, caféine.

Les jours suivants tous les symptômes précédents vont s'aggravant d'heure en heure.

Le 25 octobre, au matin, le malade accuse une douleur vive au niveau du bras gauche, qui est cyanosé, le pouls n'est pas perceptible de ce côté, la dyspnée est intense, l'inspiration brusque, saccadée, profonde, l'expiration longue. Il expire à 10 h. 1/2, après une agonie d'une heure, sans phénomènes paralytiques.

V. Autopsie. — Elle est pratiquée le 26 octobre, vers onze heures, soit 24 heures après la mort.

On explore d'abord largement la plaie cutanée et on constate que l'occlusion de la plèvre est parfaite, que le fond de la plaie est comblé et qu'il est impossible de pénétrer dans la loge splénique.

Une laparotomie médiane est pratiquée, puis chaque moitié de la paroi abdominale est fendue latéralement de façon à former 4 lambeaux qu'on rabat, ce qui permet une exploration complète de la cavité abdominale.

Le *foie* apparaît volumineux, congestionné, type du foie cardiaque, une pesée ultérieure nous apprendra qu'il pèse 1 kilog. 650.

L'estomac paraît normal.

L'intestin ne présente pas trace d'ulcération; ultérieurement on le déroulera et on l'ouvrira sur son bord mésentérique sans trouver de lésions appréciables. Le côlon transverse et le côlon ascendant sont considérablement distendus, le côlon descendant est au contraire rétracté, comme si un obstacle à la circulation des matières siégeait au niveau de l'angle des côlons transverse et descendant.

Le *péritoine* n'est pas congestionné, mais présente, disséminées sur les feuillets pariétal et viscéral, de petites taches rouges ou grisâtres comparables à des piqûres de puces ou aux fameuses taches grises de la typhoïde.

La *rate* est très adhérente à l'estomac, à l'épiploon et à l'angle du côlon, elle est absolument libre du côté du diaphragme, la main glisse sans difficultés entre ces deux organes. Elle n'est adhérente qu'au niveau d'un espace grand comme une pièce de 2 francs correspondant exactement à la plaie opératoire. On voit sur la face convexe, a la partie externe et inférieure de la rate, une perte de substance correspondant évidemment au segment sphacélé. Pendant toute cette exploration on n'a pas trouvé trace de pus. L'abcès est absolument guéri, il n'en reste pour tout vestige que l'adhérence spléno-diaphragmatique, très localisée, que nous avons décrite, et la perte de substance de la partie inférieure. La rate pèse 390 grammes.

A l'ouverture du thorax, la face antérieure du cœur est assez largement découverte, les poumons légèrement écartés et refoulés à droite et à gauche.

Il n'y a pas de liquide dans les *plèvres* dont les 2 feuillets sont unis par des adhérences multiples, surtout nombreuses au niveau du sommet gauche. L'adhérence entre la plèvre pariétale et la plèvre viscérale est absolument parfaite au niveau de l'incision, le doigt contourne cette adhérence sans trouver d'issue vers l'extérieur.

Le *péricarde* paraît normal, sans exsudat.

Le *cœur*, volumineux, très dilaté, véritable *cor bovinum*, conserve, dans son ensemble, une forme cylindro-conique. Il pèse 440 grammes (vide naturellement). On pratique les incisions dites de Cornil.

Le *cœur gauche* est examiné tout d'abord.

La circonférence de l'orifice aortique est d'environ 8 centim., celle de l'orifice mitral 12 centimètres. L'épaisseur moyenne de la paroi ventriculaire est de 12 à 15 millimètres, sa coloration est normale. Les vaisseaux superficiels du cœur sont très dilatés.

Les parois de l'aorte sont souples, quelques petites plaques d'athérome s'y distinguent cependant. L'orifice des coronaires est largement perméable.

Les valvules sigmoïdes de l'aorte sont profondément dégénérées, végétantes, surtout dans leur portion libre, elles ne forment plus que de véritables choux fleurs, des arborisations d'aspect graisseux, jaunâtre, dont l'extrémité flotte dans la lumière du vaisseau.

La valvule mitrale, très souple, présente sur ses bords quelques petites concrétions blanchâtres dures, avec une petite zone rougeâtre, inflammatoire, festonnant assez régulièrement la valvule sur sa face auriculaire à un millimètre environ du bord libre.

Les orifices du *cœur droit* mesurent comme circonférence : artère pulmonaire. 8 cent. 5. tricuspide, 14 cent. L'épaisseur moyenne des parois ventriculaires est de 3 à 4 millim., la coloration teinte feuille morte. Le cœur droit est donc largement dilaté, les parois amincies, dégénérées.

Les valvules pulmonaire et tricuspide paraissent normales. Cependant on observe sur cette dernière un mince feston rougeâtre comme sur la mitrale.

Les *poumons* sont le siège d'une congestion intense, ils sont carnifiés, splénisés du sommet à la base. Un fragment détaché tombe au fond de l'eau. Par la pression on fait sourdre du pus en abondance par les canaux bronchiques. Il n'y a pas trace de tubercules anciens ou récents.

Les *reins*. congestionnés, pèsent : celui de droite 150 grammes. celui de gauche 220 grammes.

Le *cerveau* paraît normal. Il n'y a pas trace d'infarctus ancien ou récent.

En résumé, il semble que nous soyons en droit de conclure de l'évolution de l'affection et de l'étude des lésions :

Aortite infectante d'origine inconnue; infarctus de la rate suivie d'abcès guéri par l'intervention; spléno-pneumonie généralisée ayant provoqué la mort par asphyxie.

Observation II

Abcès sous-phréniques multiples, consécutifs à des ulcérations multiples de l'estomac. Laparotomie. — Mort.

La nommée Barbet, Florence, âgée de 28 ans, domestique, entrée le 22 novembre 1897, salle Elisa Roy, lit n° 8.

1. Antécédents. — A. *Les antécédents héréditaires* sont peu précis : la mère, encore vivante, paraît jouir d'une bonne santé, avec cependant des accès de dyspnée intermittente : le père serait mort brusquement, il y a quelques années, peut-être d'anévrisme? Une sœur, actuellement âgée de vingt ans. serait anémique.

B. *Antécédents personnels.* — La malade a eu la *coqueluche* en bas-âge, la *rougeole* à 17 ans. Elle est sujette jusqu'à 20 ans aux épistaxis répétés, surtout l'été.

Elle a été réglée à 14 ans: elle a vu. depuis, régulièrement: elle perdait en blanc. pendant et en dehors de ses règles. Elle a accouché à 23 ans d'un enfant bien portant. Elle a eu, pendant sa grossesse, un abcès de la grande lèvre, qui fut ouvert à la Maternité. Depuis. elle eut plusieurs abcès semblables.

Il y a 4 ans 1/2, elle eut dans les genoux et les pieds des douleurs rhumatismales violentes, pour lesquelles elle fut soignée pendant deux mois à l'hôpital Hérold.

II. — Maladie actuelle. — A. *Commémoratifs*. — Depuis le mois de juillet de l'année courante, la malade dit avoir été toujours mal à l'aise. Elle eut un rhume à cette époque: elle perdit l'appétit et maigrit considérablement. La constipation est fréquente et opiniâtre, mais jamais il n'y eut de vomissements, de dégoût électif pour tel ou tel aliment. Les digestions sont pénibles, longues, le ventre est météorisé après le repos, mais il n'y a pas de douleurs réelles.

Le 5 novembre au matin, la malade ressent subitement une douleur lancinante très aiguë dans le côté gauche au niveau de la ceinture, douleur s'irradiant vers l'ombilic, le creux épigastrique, la région dorsale. Elle doit prendre le lit: la fièvre et la soif sont vives, la langue est pâteuse, saburrale. Quelques vomissements blanchâtres, violacés (?) se produisent au prix de grands efforts. La constipation est absolue, la dyspnée intense. La teinte subictérique est assez prononcée pour qu'un médecin appelé diagnostique une colique hépatique et ordonne des piqûres de morphine et des cataplasmes laudanisés loco dolenti.

B) *Examen*. — Elle entre à l'hôpital, salle Bouley, le 9 novembre: elle accuse des douleurs le long du sternum, au creux épigastrique, dans la région costale inférieure gauche et la région lombaire. La prostration est profonde, le faciès grippé, les yeux excavés. La constipation persiste.

Elle a de temps à autre des frissons violents avec claquements de dents qui durent de trois à cinq heures.

La dyspnée est intense, 30 à 40 respirations à la minute avec crises paroxystiques.

La palpation de l'épigastre et des hypocondres droit et gauche est fort douloureuse. Le ventre est un peu ballonné.

Il y a des frottements à la base gauche.

Du 9 au 17, la température oscille peu autour de 38°. A partir de ce moment, la température devient plus irrégulière. La douleur se localise dans l'hypocondre gauche, il y a de la matité et des frottements à la base gauche.

Le 22, M. Peyrot, appelé pour voir la malade, pratique une ponction exploratrice dans le 8e espace: à la profondeur où, à son avis, il doit être dans la cavité pleurale, il ne retire rien; il enfonce davantage l'aiguille et retire du pus fétide à une profondeur où il estime être sous le diaphragme. Il pense à un abcès de la loge splénique.

La malade passe salle Elisa Roy, la symptomatologie se modifie peu, mais il se produit une voussure manifeste dans l'hypocondre gauche.

III. Opération le 25 septembre. Opérateur : M. Peyrot. — Ether.

Incision transpleurale d'un vaste phlegmon sous-splénique. — Incision de 10 cent. sur la 11e côte, résection de cette côte sur une longueur presque équivalente (la côte presque **tout**

entière a été ainsi enlevée). La plèvre pleurale, mince, étant
incisée au bistouri, on tombe sur le diaphragme sans rencon-
trer de cul-de-sac pleural libre. Il y a union intime de la
plèvre pariétale et de la plèvre diaphragmatique. Le diaphragme
est incisé à son tour, et immédiatement au-dessous de lui on
tombe sur une vaste cavité pleine d'un pus infect, d'odeur
intestinale.

Le doigt, porté dans cette cavité, trouve qu'elle est limitée
en haut par la voûte concave du diaphragme et en bas
par une voûte convexe à surface mollasse, lisse, qui donne
l'impression de la rate. L'union de ces deux surfaces, limitant
la cavité en dehors, se fait à une toute petite surface correspondant au bord inférieur de la 12e côte. La cavité va beaucoup plus loin et ses limites ne peuvent pas être atteintes avec
les doigts en avant et en dedans; on lave cette cavité à
grande eau bouillie. On l'essuie avec des compresses et on
note que toute la face, que nous considérons comme formée
en partie par la rate, est couverte de fausses membranes jaunes
qui lui donnent l'aspect d'une écorce couverte de lichen. Dans
ces manœuvres, la plèvre pariétale, que l'on avait cru entièrement unie à la plèvre diaphragmatique, s'est décollée de cette
dernière ; la cavité pleurale s'est trouvée largement ouverte:
il s'est écoulé en assez grande abondance de la sérosité
louche. On a pu voir par l'ouverture que la surface diaphragmatique de la plèvre était revêtue d'une large et épaisse fausse
membrane de couleur blanchâtre. On a constaté que toute la
base du lobe inférieur du poumon adhérait complètement au
diaphragme. La surface du poumon lui-même jusqu'au niveau
du bord du lobe supérieur, que l'on a pu saisir et voir, toute
cette surface est aussi couverte de fausses membranes fixes
blanches.

On lave largement la plèvre. On sépare sa cavité de la
cavité de l'abcès, en formant un éperon au moyen du bord
postérieur de l'incision diaphragmatique attiré et fixé à la
plèvre. De gros drains sont placés isolément sous la plèvre
et dans l'abcès, les bords du diaphragme incisé ayant été
suturés à la paroi pariétale.

Pansement à la gaze iodoformée.

IV. Suites. — L'amélioration est minime. Du sang coule
en assez grande abondance à l'occasion des pansements. La
fièvre fait des oscillations de 1° à 1° 2 de 38 à 39.

Mort le 30 novembre, à 8 h. 1/2.

V. Autopsie le 1er décembre, à onze heures et demie, soit
vingt-sept heures après la mort.

À l'ouverture du ventre on ne trouve pas trace de liquide
dans la cavité péritonéale. Les anses intestinales sont disten-
dues par les gaz, mais il n'y a pas de lésions péritonitiques
générales appréciables.

L'estomac semble très rétracté, il mesure 9 cm. du pylore

à ce que l'on prend, vu en place, pour le bord gauche de la grosse tubérosité. Des adhérences unissent la première portion du duodénum, une partie de la petite courbure et de la face antérieure de l'estomac à la face inférieure du lobe gauche du foie, la moitié supérieure de la grande courbure adhère à la paroi abdominale antérieure.

Le foie est énorme, œdémateux, son lobe droit n'est pas adhérent au péritoine. Il est comme noirâtre, ecchymotique en certains endroits. Sa face convexe n'est en aucun point adhérente au diaphragme. Son bord antérieur, dans sa portion qui est en rapport avec l'estomac, est noirâtre et contient de petits abcès dans son épaisseur ; l'un de ces abcès, à droite du ligament suspenseur, est gros comme une grosse noix et percé en pomme d'arrosoir, il en sort du pus grumeleux.

Après ces constatations on détache avec précaution les adhérences unissant la face inférieure du foie à l'estomac et on pénètre dans une cavité pleine d'un pus blanchâtre, grumeleux. Cette cavité se montre limitée à droite par le vésicule biliaire et les adhérences de la première portion du duodénum au foie, en avant par la face inférieure du lobe gauche et les adhérences qui unissent l'estomac à cet organe, en arrière par le ligament gastro-hépatique, en haut par le lobe gauche, en sorte que le doigt insinué sous ce lobe gauche, suit avec l'abcès la veine ombilicale jusqu'au niveau du hile du foie. L'abcès est donc, à vrai dire, sous-hépatique.

L'estomac est à ce moment ouvert en place avec les ciseaux par sa face antérieure, par la boutonnière ainsi faite on examine la cavité stomacale, elle représente la forme typique de l'estomac en bissac, elle est formée de deux poches, l'une verticale, répondant à la grosse tubérosité et à la moitié supérieure de l'estomac, l'autre horizontale à la petite tubérosité et à la moitié pylorique. L'on s'aperçoit alors que ce que l'on prenait, les organes étant en place, pour l'estomac, n'en était qu'une partie, la poche horizontale inférieure ; la poche supérieure était complètement cachée par le foie.

Entre ces deux portions un étranglement manifeste passant par la portion moyenne de la petite courbure à quelques centimètres au-dessus du pylore ; au niveau de cet étranglement circulaire les tuniques stomacales sont très épaissies.

A la partie supérieure de cet anneau circulaire, correspondant à la petite courbure, on voit sur la muqueuse une petite plaque indurée, au centre de cette plaque une petite ulcération régulièrement ovalaire, en forme de camée, de la grandeur d'une pièce de 50 centimes, à ce niveau les parois stomacales sont très amincies, presque transparentes, elles correspondent extérieurement à la partie inférieure de l'abcès précédemment décrit, en un point du bord de cette ulcération on découvre un fin pertuis, un stylet s'y engage sans aucune difficulté, et, traversant la paroi, démontre l'existence d'une perforation.

Le pylore, parfaitement perméable, admet facilement un et même deux doigts.

On découvre à la face postérieure et gauche de la poche stomacale supérieure (grosse tubérosité) une perforation arrondie large comme une pièce de un franc, largement ouverte en arrière dans une cavité purulente.

Avant d'aller ouvrir cette dernière cavité on cherche à se rendre compte de l'étendue et des limites de l'abcès qui a été ouvert. On l'explore d'abord par la plaie chirurgicale et l'on constate nettement qu'il ne communique ni avec l'abcès précédemment décrit, ni avec la cavité purulente dont nous avons constaté l'existence en arrière de la perforation de la grosse tubérosité.

On rompt alors quelques adhérences en suivant le bord gauche du lobe gauche du foie dans cette portion qui est appliquée sur la partie supérieure de la grosse tubérosité et ou pénètre dans la cavité de l'abcès ouvert. Elle est énorme, limitée en bas et en dedans par la rate augmentée de volume, en haut et en avant par la face inférieure du lobe gauche, en haut, en arrière et en dehors par le diaphragme. Le tout limité par des fausses membranes. La cavité est pleine d'un liquide putrilagineux, infect, contenant des éléments sphacélés, mortifiés. La rate n'est qu'une bouillie infiltrée de pus.

On libère alors la cavité purulente en rapport avec la dernière ulcération décrite, elle est située plus profondément que la précédente, elle est limitée en haut par la portion postérieure du lobe gauche du foie, en bas par le pancréas et l'estomac, à gauche par la face interne de la rate.

Le foie pesait 2 k. 350 gr. : il présentait, outre les abcès du bord antérieur, un abcès gros comme un œuf, situé près du bord postérieur du lobe droit.

La plèvre gauche contient quelques centaines de grammes d'un liquide séreux clair, nullement purulent, la coupole diaphragmatique est tapissée de fausses membranes assez épaisses. La base du poumon est fixée à cette coupole par des adhérences assez lâches.

Les poumons sont sains.

Le cœur est petit. Les valvules paraissent normales, ainsi que le myocarde.

Rien à noter relatif aux organes génitaux.

Du pus d'un abcès non ouvert du foie a été recueilli, examiné, ensemencé : on a trouvé du coli-bacille pur.

Diagnostic : *estomac biloculaire, avec ulcère de l'estomac, 2 perforations stomacales, 3 abcès péri-stomacaux, dont 2 sous-diaphragmatiques et 1 inter-stomaco hépatique.*

Observation III

*Abcès inter-hépato diaphragmatique gauche, abcès péri-splénique, fusée
purulente dans le cul-de-sac postérieur du vagin. — Laparotomie
médiane sus-ombilicale, incision latérale gauche, ouverture du cul-de-
sac postérieur. — Guérison.*

La nommée Donath, Caroline, âgée de 26 ans, domestique,
entrée le 10 décembre 1895, salle Aran, lit n° 22.

I. Antécédents. — A. *Antécédents héréditaires.* — Père mort
de fièvre typhoïde. Mère, frères, sœurs, bien portants.

B. *Antécédents personnels.* — Rougeole dans la première
enfance. Pleuropneumonie gauche à 12 ou 13 ans.

Premières règles à 14 ans. Menstrues régulières; dans l'intervalle, quelques pertes blanches. Au moment des règles, douleurs plus ou moins vives dans le bas-ventre et dans les reins;
quelquefois aussi, douleurs dans la période intermenstruelle.

Deux grossesses à terme; deux enfants vivants, l'un de
4 mois, l'autre de 2 ans.

La malade est à Paris depuis 7 ans. Depuis cette époque
environ, elle ressent à l'épigastre des douleurs sous forme de
brûlures, calmées un peu par l'ingestion des aliments; mais ce
calme n'est que passager, et les sensations de brûlure repa-
raissent une demi-heure après les repas. Jamais de vomissements, mais pas d'appétit. Constipation habituelle. Palpitations
fréquentes. Pas de toux.

II. *Maladie actuelle.* — Depuis les dernières couches, les
douleurs épigastriques ont été plus violentes et n'ont plus été
calmées par l'ingestion des aliments. Néanmoins, la malade a
repris son service de domestique, qu'elle a pu faire assez facilement pendant trois ans.

Le 9 décembre (six semaines après ses couches), étant sortie
portant une petite fille, elle est prise subitement d'une douleur
extrêmement vive à l'hypocondre gauche; elle doit s'asseoir sur
un banc, d'où on la porte chez elle, où elle a des vomissements alimentaires et verdâtres. Elle entre à l'hôpital le lendemain.

Examen le 14 décembre. — Malade étendue sur le dos,
faciès grippé, pâle, battements des ailes du nez. Respiration
courte, 36 à 40 par minute. Pouls 120, petit, irrégulier. Ventre
ballonné dans son ensemble avec voussure épigastrique prédomi-
nante d'un hypocondre à l'autre, étendue en hauteur jusqu'au
milieu de la ligne ombilico-xyphoïdienne.

Palpation. Moitié droite de l'abdomen assez souple. Moitié
gauche, douloureuse, tendue. Bouton diaphragmatique très dou-

loureux. La douleur s'arrête à deux travers de doigt au-dessus de la ligne transversale passant par l'ombilic.

Plan rénitent, débordant le rebord costal gauche de deux à trois travers de doigt, difficiles à délimiter inférieurement à cause de la douleur. Région lombaire normale.

Percussion. Zone de tympanisme très nette, supprime complètement la matité hépatique.

Auscultation. Négative.

S. fonctionnels. Pas de toux, pas d'expectoration, urines peu abondantes, très colorées, renfermant une petite quantité d'albumine.

Langue saburrale ; ni nausées, ni vomissements.

Traitement. — Repos, régime lacté, Todd, lavement, glace sur la région douloureuse.

Le 15 décembre. — *Auscultation.* — Respiration soufflante dans le tiers inférieur de la région thoracique postérieure gauche, quelques râles humides, diminution notable du murmure vésiculaire.

Percussion. — Submatité dans la même région et l'aisselle gauche. Ponction avec seringue de Pravaz ramène du sang pur.

Traitement. — Comme plus haut, plus 6 ventouses scarifiées sur l'hypocondre gauche.

Jours suivants. — Douleur s'amende notablement, position assise plus facile, palpation possible. Douleur surtout épigastrique. Zone d'empâtement dépasse le rebord costal gauche, s'avance dans le côté gauche de l'abdomen jusqu'à 3 travers de doigt au-dessus de la région ombilicale. D'autres ponctions exploratrices n'ont ramené que du sang.

19 décembre. — Le souffle a disparu, mais la toux prend un timbre argentin qui amène à découvrir de la succussion hippocratique très accentuée dans l'aisselle gauche.

La malade est portée en chirurgie.

III. Opération le 24 Décembre. Incision sus-ombilicale médiane, œdème du tissu cellulaire propéritonéal, issue de gaz fétides et d'un litre environ de pus infect. On lave la poche comme on ferait d'un abcès d'appendicite, sans chercher à découvrir une perforation gastrique de peur d'ouvrir la grande cavité péritonéale dans les manœuvres que nécessiteraient ces recherches. On voit que la poche est limitée en arrière par l'estomac, à droite par le ligament suspenseur, à gauche par la loge splénique.

Le *cinq Janvier* nouvelle intervention à cause de la persistance de la température et bien que la poche purulente ouverte la première fois puisse être considérée comme guérie. Pendant l'anesthésie sous le chloroforme, on constate au-dessous des fausses côtes gauches une induration rénitente. On incise à deux travers de doigt au-dessous des fausses côtes et parallèlement au rebord et on trouve immédiatement un abcès rempli de pus épais jaune verdâtre. On sent alors au-dessus du pubis

une induration qui n'a pas disparu après la précédente incision
et par le toucher vaginal on sent bomber le cul-de-sac postérieur. On ouvre largement ce cul-de-sac. Issue de 2 litres de
pus semblable au précédent.

Grand lavage, double drainage.

Guérison sans incidents. La malade sort de l'hôpital le
26 Janvier.

Observation IV

Abcès inter-hépato-diaphragmatique droit. — Vomique. — Guérison.

Le nommé Rüster, Pierre, 26 ans, homme de peine, entré
le 17 avril 1898, salle Bouley, lit n° 30.

Le malade entre à l'hôpital le 17 avril au matin, son état
général est des plus graves, le faciès profondément altéré, les
yeux excavés, la voix cassée, la teinte subictérique. Les renseignements fournis par lui sont à peu près nuls et nous
devons nous contenter des résultats de notre examen. Le pouls
est à 120, la dyspnée intense 112, la température minime
37° 8. La langue est sale, saburrale, la matité hépatique très
augmentée déborde le rebord des côtes d'un bon travers de
main, passe à deux travers de doigt de l'ombilic et va se
confondre avec la matité splénique, en haut elle remonte jusque vers le 5° espace intercostal. La région hépatique est fort
douloureuse. Il y a de la pleuro-pneumonie droite ; une ponction exploratrice faite dans le 9° espace intercostal droit
ramène un peu de sérosité, le souffle est intense, presque
tubaire. La rate est volumineuse et sensible. L'albuminurie
abondante, il y a de l'urobiline dans l'urine. La partie droite
du diaphragme et de l'abdomen ne participe pas aux mouvements respiratoires. Ni nausées, ni vomissements. Constipation
opiniâtre.

Diagnostic : Abcès sous-phrénique.

Le malade est montré à un chirurgien qui ne juge pas
l'intervention opportune.

Traitement : Ventouses scarifiées sur la région hépatique,
un gramme de sulfate de quinine, injection de cinq centimètres
cubes de sérum artificiel, une potion de Todd.

Le lendemain, 18 Avril, la situation reste très tendue, les
signes locaux restent sensiblement les mêmes, la broncho
pneumonie de la base droite s'est aggravée et étendue, le
malade a une expectoration muco-purulente. La région hépatique reste tendue et douloureuse, la température s'est élevée à
39°2, le pouls est à 120, la respiration à 40.

Même traitement que le premier jour.

Le 19 au matin la situation est beaucoup meilleure, la

température est tombée à 3-°8, le pouls à 98, la respiration à 35, une vomique de 3oo centimètres cubes de muco-pus s'est produite dans la nuit. Ce pus, examiné, décèle du coli-bacille en culture presque pure. La région hépatique reste tendue et douloureuse, il y a du gargouillement à la base droite.

Dans les jours qui suivent des vomiques se reproduisent de 2oo à 3oo centimètres cubes, la matité hépatique redevient normale, la température reste inférieure à 38°, le pouls à 90°, la respiration à 20 : l'état général s'améliore, la respiration prend à la base un caractère amphorique. Puis l'expectoration diminue, tous les phénomènes s'amendent graduellement et le malade sort en excellent état le 29 mai.

On n'avait noté pour tout antécédent qu'une dysenterie contractée cinq ans auparavant en Cochinchine.

OBSERVATION V

Recueillie à la salle d'autopsie de l'hôpital Lariboisière.

Kystes hydatiques multiples. — Abcès inter-hépato-diaphragmatique droit.

Autopsie. — A l'ouverture de l'abdomen, on constate que le côlon transverse, très distendu, adhère faiblement à la face inférieure du foie, adhérence purement inflammatoire et non encore organisée.

Le diaphragme adhère à la face supérieure du foie, à droite du ligament falciforme, jusqu'à 2 ou 3 cm. environ du rebord costal. En forçant cette adhérence, assez étendue et paraissant déjà organisée, on donne issue à 25o gr. environ de pus lié, avec quelques grumeaux rappelant le contenu des kystes hydatiques dégénérés, mais sans la moindre membrane permettant d'affirmer cette origine. La poche qui contenait ce pus est limitée par le foie, qui prend l'aspect d'une membrane pyogénique, irrégulière et un peu indurée, et par ce diaphragme, friable, décoloré, très déchirable, mais sans trace de perforation.

On peut constater en effet que la plèvre pariétale et viscérale, à droite comme à gauche, est absolument saine, sans fausses membranes, sans exsudats, sans arborisations vasculaires, malgré la proximité du foyer suppuré.

Le foie est assez difficile à extraire étant friable et adhérant presque de toute part : son lobe gauche est beaucoup plus volumineux que le droit, bien que celui-ci, dans la région sous-jacente à la collection, contienne un kyste hydatique dégénéré assez volumineux, d'ailleurs séparé de la collection par une couche de tissu hépatique et par la capsule d'enveloppe.

Les parties non envahies par le parasite présentent une coloration jaune presque uniforme (la lobulation est cependant encore apparente) : leur consistance est extrêmement molle : à la coupe, les canaux biliaires laissent échapper une bile épaisse, pigmentée, chargée de granulations noires.

La poche suturée à la paroi contient un liquide purulent et bilieux, chargé des mêmes granulations.

Poids total du foie, 2 k. 700 gr.

Le péritoine répond à ce processus par les faibles adhérences du côlon : pas de pus dans l'abdomen, ni d'ascite.

La région splénique est remplie, rénitente et fluctuante. La rate est adhérente aux parties voisines, et surmontée par une poche volumineuse, également adhérente, siégeant à sa partie postéro-externe, et la coiffant comme l'épididyme coiffe le testicule.

Cette tumeur est un volumineux kyste hydatique à parois crétacées : les vésicules sont dégénérées, remplies d'une matière jaunâtre, d'aspect caséeux.

La rate et le kyste pèsent ensemble 750 gr.

Les reins sont gros et très mous : à la coupe le dessin des pyramides est presque effacé, on voit peu de vaisseaux : la zone corticale est teintée d'ictère : décortication facile.

Les poumons ne présentent aucune trace de kyste hydatique : les bases sont congestionnées mais surnagent. Le sommet droit est rouge, hépatisé et *plonge*.

Le cœur est normal. Péricardite légère. L'encéphale ne présente aucune lésion. L'appareil génital n'offre qu'un petit fibrome interstitiel à la face antérieure de l'utérus.

En résumé, il n'existe aucun kyste hydatique autre que ceux du foie et de la rate, et aucun foyer suppuré autre que celui qui coiffe le lobe droit du foie.

Observation VI

Due à l'obligeance de notre excellent ami le docteur Beaussenat.

Triple ulcère latent du pylore. — Abcès sous-phrénique Péritonite généralisée. Mort.

Il s'agit d'un malade âgé de 45 ans, entré d'urgence à l'hôpital Lariboisière, dans le service de M. Gougenheim, en 1895.

Ce malade est agonisant. On constate chez lui les symptômes suivants : ballonnement généralisé du ventre, tympanisme généralisé et même dans la région hépatique dont la matité a disparu, creux épigastrique plus tendu et plus soulevé que dans le reste de l'abdomen, sensibilité de tout le ventre, absence de gaz et de matières, pouls petit, filiforme, incomptable, langue sèche, faciès grippé, hypothermie, extrémités froides et cyanosées,

Les orifices herniaires sont libres. Il ne semble pas y avoir de douleur plus marquée au niveau de la région cœco-appendiculaire où on ne constate d'ailleurs aucune submatité. Le malade, presque comateux, est dans l'impossibilité absolue de répondre aux questions qu'on lui pose.

Sa femme nous dit simplement que, sans avoir été jamais malade antérieurement, il a été pris brusquement, il y a un mois, d'une très violente douleur dans la région de l'appendice xyphoïde et que depuis cette époque il n'a cessé d'accuser de vives douleurs dans cette région qui était « très gonflée et très sensible au toucher » et que depuis ce temps il avait toujours « tremblé de fièvre le soir ».

Il ne prenait que quelques gorgées de lait par jour, et n'a jamais eu ni selles, ni vomissements sanglants. La veille de sa rentrée, il a été pris d'une nouvelle douleur très vive qui s'est irradiée dans tout le ventre, qui ne l'a plus quitté ensuite et qui s'est accompagnée de vomissements sanglants et de ballonnement de tout le ventre.

L'état est désespéré, le malade n'est plus qu'un moribond et il ne paraît pas possible de songer à une intervention quelconque.

De fait, le malade meurt quelques heures après son entrée.

L'autopsie révèle une péritonite généralisée récente, ayant eu vraisemblablement pour point de départ une péritonite localisée sous-phrénique. On trouve en effet à la paroi supérieure de l'abdomen une collection purulente à pus couleur chocolat et très fétide. Cette collection est limitée en avant par la face postérieure de l'estomac, le pylore et le duodénum, la vésicule biliaire et le bord tranchant du foie. Tous ces organes sont soudés entre eux. En arrière, la poche est limitée par la colonne vertébrale, la paroi postérieure de l'abdomen, la face interne du dernier lobe gauche, recouverts de diaphragme ; en haut par le diaphragme et la face inférieure du lobe gauche du foie. A gauche la collection s'étend jusqu'à la rate. A droite elle s'insinue entre la face supérieure du lobe gauche du foie et la face inférieure du diaphragme.

Après dissection des organes on trouve sur le pylore trois ulcères perforants à bords calleux. L'un a le diamètre d'une pièce de 0.50 cent. et est placé sur le versant stomacal de la valvule pylorique. Les deux autres occupent, l'un la région antérieure (0.20 cent. de diamètre), l'autre la région postérieure de l'antre du pylore.

OBSERVATIONS

Observation I. — 1843. *Barlow*. London med. Gazette, mai.

Femme de 39 ans. — Antécédents de gastrite alcoolique
datant de 8 mois. Douleur violente brusque dans le côté gauche,
irradiée à l'épaule. Suffocation, dyspnée extrême. Son tympanique, respiration amphorique, tintement métallique perçu jusqu'au-dessous des fausses côtes.
Diagnostic : abcès diaphragmatique par perforation stomacale.
Traitement médical.
Mort.
Autopsie : abcès sous-diaphragmatique et deux perforations
stomacales, une au cardia, une sur la paroi antérieure.

Observation II. — 1846. *Williams*. London med. Gaz., décembre.

Antécédents dysentériques. Douleur violente et brusque dans
l'hypocondre droit. Gargouillement, tintement métallique.
Incision : Issue de pus et de gaz.
Mort six heures après l'opération.
Autopsie : abcès sous-diaphragmatique, communiquant avec
une perforation du côlon transverse.

Observation III. — 1848. *Lemaistre*. Bulletin de la Société anatomique, p. 459.

Fièvre typhoïde ataxo-adynamique, albuminurie, œdème, mort.
Autopsie : ramollissement anfractueux de la partie supérieure
de la rate, en voie d'élimination, baignant dans une poche purulente du volume d'une tête de fœtus à terme, située entre
l'estomac, la rate, le diaphragme, la moitié gauche du côlon
transverse. Au-dessous rate indurée, puis nouvelle altération
comme dessus et nouveau foyer.

OBSERVATION IV. — 1851. *Legendre*. Bull. Soc. anat., t. 26, p. 86

Homme atteint de fracture des 8e et 9e côtes gauches. Douleurs dans la région splénique. Fièvre chaque soir. — Mort.

A l'autopsie : Rate grosse, ramollie, diffluente. Au-dessus, collection purulente limitée par la rate, les côtes, des adhérences péritonéales.

OBSERVATION V. — 1854. *Wintrich*. Virchow's Handbuch der Path. und Therapie der respir. org., p. 358.

Amaigrissement, expectoration catarrhale, dyspnée, bruits d'airain, succussion hippocratique.

On diagnostique un hydropneumothorax gauche. — Mort.

A l'autopsie : Abcès sous-diaphragmatique contenant des gaz, du pus, des débris alimentaires et communiquant avec une perforation stomacale, suite d'ulcère.

OBSERVATION VI. — 1860. *Hilton-Fagge*. Guy's Hospital Reports 1874, 3e série, vol. XIX, p. 213, in Zuber. Revue de médecine, 1892, p. 928.

Obs. I. — Homme 64 ans. Douleurs épigastriques. Ventre tendu, douloureux sur les côtés. Dans les téguments qui recouvrent les fausses côtes, tumeur molle, graisseuse: à côté d'elle, une masse, occupant le siège de la rate, ne descend pas pendant l'inspiration. On diagnostique une tumeur maligne du péritoine. Traitement médical. Mort.

A l'autopsie : abcès sous-phrénique, limité en avant par les parois abdominales et une petite partie du lobe gauche, en arrière, par la grande courbure de l'estomac, le diaphragme et la rate. Une petite perforation du diaphragme donne accès dans la poitrine. Il n'y a pas d'autres communications avec les organes voisins. Cependant l'estomac contient un large ulcère chronique.

OBSERVATION VII. — 1850. *Hilton-Fagge*. Id. Obs. II.

Homme 26 ans. Début subit par des douleurs et des vomissements. Pas d'autres détails cliniques.

A l'autopsie : abcès sous-phrénique gauche situé entre la face convexe de la rate, le lobe gauche du foie, le diaphragme. Les organes du voisinage sont examinés sans résultat, mais le diaphragme est perforé.

Observation VIII. — 1860. *Hilton-Fagge*. Loco citato, Obs. III.

Le malade se plaignait de douleurs dans l'hypocondre gauche, il était très faible et mourut rapidement.

On trouva un abcès sous-phrénique limité par l'épiploon adhérent aux parois, la rate, le diaphragme, l'estomac et un ulcère à bords ronds, escarpés, de la petite courbure.

Observation IX. — 1860 *Hilton-Fagge*. Loco citato, Obs. IV.

Malade depuis longtemps, vomissements, douleurs stomacales, déchéance graduelle. On diagnostique un cancer de l'estomac.

A l'autopsie : abcès sous-phrénique gauche limité en haut par le diaphragme présentant une large ulcération de 5 à 6 centimètres de diamètre, à gauche par les côtes, à droite par une partie du lobe gauche du foie jusqu'à la vésicule et par la surface antérieure de l'estomac ; en bas par la rate et le pancréas, en avant par la paroi abdominale et le côlon. On trouve deux perforations de la partie postérieure du côlon transverse.

Observation X. — 1862. *Bouchaud*. Bull. de la Soc. anat., p. 309

Antécédents dyspeptiques. — Brusquement vomissements, douleurs épigastriques, fièvre. On diagnostique une colique hépatique. Mort.

A l'autopsie : Abcès sous-diaphragmatique communiquant avec une perforation du duodénum, suite d'ulcère.

Observation XI. — 1865. *Hilton-Fagge*. Loc. cit., Obs. V.

Femme 25 ans ; diagnostic : péritonite chronique : mort.

Autopsie. Vaste abcès entre la rate et le diaphragme. Rate colorée en vert et couverte de lymphe plastique (?). Pas de lacération de la rate. Diaphragme perforé.

Observation XII. — 1863. *Hilton-Fagge*. Loc. cit., Obs. VI.

Homme, 36 ans, chez lequel on diagnostique des coliques de plomb. Puis douleur vive dans le côté gauche, bruits de frottements ; matité à la base du poumon gauche : bronchophonie, frissons répétés : gangrène pulmonaire : mort.

A l'autopsie on trouve l'estomac adhérent par son fond à la rate ; en l'enlevant, on ouvre un abcès. En enlevant quelques-uns des viscères, on s'aperçoit qu'il y avait un abcès inclus dans la capsule du rein, excepté dans sa partie supérieure, où il était circonscrit par le rein, l'estomac et le diaphragme. La rate présentait une large excavation formant un des côté de l'abcès, le diaphragme n'était pas perforé, quoique la gangrène pulmonaire dont mourut le malade doive être attribuée à la collection purulente. Il semblait que la suppuration du rein fût primitive.

OBSERVATION XIII. — 1867 *Hilton-Fagge*. Loc. cit., Obs. VII.

Homme, 37 ans. Début brusque à la suite d'un coup de pied dans l'hypocondre gauche. Tumeur arrondie de la région, peu douloureuse, mate, rénitente. Résonnance tympanique. Au dessus du mamelon on entendait des gargouillements curieux synchrones avec les bruits du cœur. Ces bruits que l'on entendait l'homme étant debout et qui parfois disparaissaient par les fortes inspirations étaient métalliques et musicaux, la systole était accompagnée de tintements métalliques distincts jusqu'à trois pas du malade.

Le malade sortit sans consentir à une opération. Il revint plus tard disant que la tumeur avait disparu soudain après un vomissement abondant de matière.

OBSERVATION XIV. — 1870. *Smith*. Dublin med. Journal. (Voir in Thèse Page. Paris, 1898, p. 74).

Pancréas adhérent aux organes voisins. La queue contient un petit abcès avec du pus épais jaune-verdâtre. Plusieurs ganglions voisins contiennent un pus semblable. Abcès du diaphragme au-dessus de la rate.

OBSERVATION XV. — 1874. *Rigal*. Bull. de la Soc. médicale des Hôpitaux.

Début brusque. Tuméfaction épigastrique. Vers le 17ᵉ jour, pneumothorax droit.

Ouverture à la pâte de Vienne. Issue de gaz et de 1750 grammes de pus. Mort.

A l'autopsie : Abcès sous-phrénique, étendu d'un hypocondre à l'autre entre le foie, l'estomac et le diaphragme. A la face postérieure de l'estomac, à quatre centimètres du pylore, deux perforations récemment cicatrisées.

OBSERVATION XVI. — 1875. *Rigal.* Bull. de la Soc. médicale des Hôpitaux, p. 190.

Signes d'hydropneumothorax.
Traitement médical. — Mort.
A l'autopsie : Abcès fétide entre la face inférieure du diaphragme et la face supérieure du foie. L'absence d'autres lésions appréciables fait porter le diagnostic rétrospectif de périhépatite suppurée primitive.

OBSERVATION XVII. — 1895. *Rendu.* Lyon médical, no 52, p. 607.

Troubles digestifs antérieurs, dyspnée, anorexie, fièvre, voussure de la région costale inférieure droite et de l'hypocondre.
Matité hépatique abaissée.
On porte le diagnostic de kyste hydatique de la face convexe, on ponctionne.
Le malade meurt de pneumonie (?)
A l'autopsie : abcès sous-diaphragmatique situé entre la face convexe du foie et le diaphragme. Aucune autre lésion appréciable de l'estomac ou de l'intestin.

OBSERVATION XVIII. — 1876. *Levison.* Nordikt. medicin. Archiv, no 20.

Hématémèses anciennes : douleurs brusques dans l'hypocondre gauche puis signes d'hydropneumothorax. On porte le diagnostic de perforation du diaphragme par ulcère stomacal. Ponction. Mort par diphtérie (?)
A l'autopsie : abcès sous-diaphragmatique ayant pour parois l'estomac, le foie, la vésicule biliaire, la rate ; il communique avec l'estomac par une large perforation. La plèvre est saine.

OBSERVATION XIX. — 1877. *Pfühl.* Berlin. Klin. Wochenschrift, p. 57.

Femme 23 ans. Douleurs gastriques antérieures. Signes de péritonite, puis signes de pneumothorax. Le diagnostic de pneumothorax est porté.
Une ponction donne issue à du pus et à des gaz fétides. Mort un quart d'heure après la ponction.
A l'autopsie on trouve un abcès sous-diaphragmatique communiquant avec une perforation du duodénum.

OBSERVATION XX. — 1877. *Eisenlohr*. Berlin. Klin. Wochenschrift, n° 37, p. 539.

Femme de 3? ans. Douleurs gastriques antérieures. Signes de péritonite, puis signes de pneumothorax. On porte le diagnostic de pneumothorax.

Traitement médical. — Mort.

A l'autopsie : Abcès sous-phrénique renfermant du pus et des gaz, situé entre la paroi postérieure de l'estomac, le petit épiploon, le pancréas, le duodénum, le côlon transverse, la face inférieure du lobe gauche du foie. Perforation de la paroi postérieure de l'estomac.

OBSERVATION XXI. — 1877. *Eisenlohr*. Loc. cit.

Homme. 18 ans. — Fièvre, phénomènes de typhlite. Foie abaissé. Signes de pneumothorax. — Mort.

A l'autopsie : Abcès sous-diaphragmatique entre le diaphragme, le foie et l'estomac. Diaphragme perforé, pyopneumothorax, péricardite sèche.

OBSERVATION XXII. — 1877. *Waters*. British med. Journal, 1877, t. II, p. 721.

Abcès sus-hépatique ouvert dans le poumon droit.

Poumon droit adhérent par son lobe inférieur. Entre celui-ci et le foie, collection de matières sanieuses, muco-purulentes. Le foie offrait à ce niveau une dépression de 8 centimètres de large sur 2 centim. de profondeur. Substance du foie normale. Abcès se continuant à travers le diaphragme perforé, avec une grande cavité dans le lobe inférieur du poumon, remplie de muco-pus et communiquant avec les bronches.

OBSERVATION XXIII. — 1877. *Morehead*. Clinical researches of diseases in India, Obs. 229.

Dysenterie.

Périhépatite suppurée. Sac purulent circonscrit entre le foie et la concavité des fausses côtes droites. Il existe aussi deux abcès dans le lobe droit, près du diaphragme. Ulcération du gros intestin.

Morehead ne pense pas qu'il s'agisse d'une collection due à la rupture d'un abcès du foie.

OBSERVATION XXIV. — 1877. *Waters*. Loc. cit.

Dysenterie : abcès sushépatique ouvert dans le poumon droit. Poumon droit très adhérent en avant et en arrière, enflammé à la base. Bronches remplies de liquide purulent mélangé à du sang. Capsule du foie épaissie. Entre elle et la paroi abdominale abcès communiquant à travers le diaphragme avec le poumon droit.

OBSERVATION XXV. — *Colin*. Bulletin de la Société médicale des Hôpitaux, 1re série, t. V, p. 360.

Homme de 23 ans. Pas d'antécédents palustres. Douleur dans l'hypocondre gauche. Ictère. Gâteau splénique énorme. Anorexie. Nausées. Mort.
A l'autopsie : abcès péri-splénique contenant un litre de pus.

OBSERVATION XXVI. — 1878. *Sänger*. Arch. für Heilkunde, p. 246.

Observation d'abcès sous-diaphragmatique gauche consécutif à la perforation d'un ulcère stomacal. Diaphragme perforé. Pleurésie purulente.

OBSERVATION XXVII. — 1878. *Bernheim*. Revue médic. de l'Est, 15 décembre, p. 363.

Homme. Début brusque par de la fièvre, des vomissements, des douleurs épigastriques. On porte le diagnostic de colique hépatique. Mort.
A l'autopsie. Abcès sous-diaphragmatique entre le foie, l'estomac et le diaphragme. Diaphragme perforé. Gangrène pulmonaire. L'état du tube digestif n'est pas mentionné.

OBSERVATION XXVIII. — 1879. *Leyden*. Berlin. Klin. Wochenschrift, novembre, p. 320.

Homme, 50 ans. Vomissements incoercibles. Après quelques jours, signes d'hydropneumothorax à droite. Le diagnostic d'abcès sous-phrénique est porté.
Incision. Drainage. Mort.
A l'autopsie : Abcès sous-diaphragmatique très vaste, communiquant avec l'estomac par une perforation du cardia.

Observation XXIX. — 1879. *Leyden*. Loc. cit.

Homme 70 ans. Météorisme. Disparition de la matité hépatique. Signes amphoriques. Le diagnostic d'abcès sous-diaphragmatique est porté.

Cinq ponctions exploratrices sont faites, une seule donne issue à du pus et du gaz. Mort.

A l'autopsie : Abcès sous-diaphragmatique. Ulcère gastrique cicatrisé.

Observation XXX. — 1879. *Leyden*. Loc. cit.

Collection aéro-purulente dans l'hypocondre gauche. Signes de pneumothorax. Mort.

A l'autopsie : Abcès sous-diaphragmatique par ulcère perforé de l'estomac.

Observation XXXI. — 1880. *Villemin*. Revue de médecine militaire.

Homme, 24 ans. Cachexie paludéenne très avancée. Hypertrophie de la rate. Douleurs dans la région splénique. Épanchement pleurétique. Tumeur au niveau des 7e et 8e côtes gauches, un peu en avant de la ligne axillaire, « ayant tous les caractères d'un abcès froid ».

Ouverture à la pâte de Vienne. Mort.

A l'autopsie : Rate énorme ayant contracté des adhérences avec le diaphragme. Ces adhérences formées en partie par le ligament phrénico-splénique induré et épaissi par des productions fibrineuses inflammatoires et en partie par des fausses membranes, ouvrent en se déchirant une cavité purulente du volume d'un œuf compris dans leur épaisseur. Ces fausses membranes isolaient complètement du péritoine cette cavité située dans l'hypocondre gauche entre la rate et le diaphragme. La portion de la rate qui correspond à cette poche, c'est-à-dire la partie supérieure de sa face postéro-externe est le siège d'une excavation assez irrégulière du volume d'une grosse noix, profonde de 3 cent., contenant encore un peu de pus et communiquant largement avec la collection purulente décrite ci-dessus. Diaphragme perforé. État de l'estomac non noté. Origine palustre évidente (?).

Observation XXXII. — 1881. *Tillmans*. D'après Mauclaire, in Gazette des Hôpitaux.

Thoracotomie. Abcès ouvert dans la cavité pleurale et contenant du pus et des matières alimentaires. Guérison.

Observation XXXIII. — 1882. *Zuber*. In Revue de Médecine, p. 928.

Homme 23 ans. Antécédents palustres, fièvre intense, phénomènes nerveux graves, anorexie, nausées, vomissements, foie douloureux, augmenté de volume. Rien du côté des organes thoraciques.

Traitement médical. — Mort.

A l'autopsie : Abcès péri-splénique renfermant 800 gr. de pus. Rate paraît normale (ni abcès, ni cicatrices). Rien dans la plèvre gauche.

Observation XXXIV. — 1882. *Zuber*. Loc. cit.

Homme 62 ans. Antécédents palustres, diarrhéiques, cholériques. Début par perte de connaissance, dyspepsie, vomissements. Douleurs dans le côté gauche. Vomissements incessants. Hématurie. Rien dans la poitrine. Aspect semi-cachectique. Pas de fièvre. Souffle à la base et au premier temps. Matité splénique étendue. Râles sibilants.

On porte le diagnostic de tumeur maligne ayant envahi l'estomac, la rate, le rein.

Traitement médical. — Mort.

A l'autopsie : Abcès péri-splénique limité en haut par le diaphragme malade, infiltré, violacé, en imminence de perforation, en dedans par l'estomac et le pancréas, en arrière par le rein, le diaphragme, l'épiploon, en avant par le grand épiploon, en dehors par la rate et les côtes (rate d'ailleurs entourée par le pus, fausses membranes ou bourgeons sur toutes les parois).

Ni ulcérations, ni cicatrices. Foie petit, rétracté, décoloré.

Observation XXXV. — 1882. *Bull*. The Lancet, 19 août.

Une hématémèse foudroyante emporte un malade.

A l'autopsie : abcès sous-phrénique de la grosseur d'une orange entre l'estomac, la rate, le pancréas. Rate molle, pulpeuse, partie inférieure désagrégée. Abcès de la rate attribué à des infarctus. Ulcération de l'estomac.

Observation XXXVI. — 1882. *Starke*. Charite Annalen, p. 300.

Phlegmon péri-typhlique rétro-péritonéal renfermant des gaz et du pus. Rupture du diaphragme. Pleurésie. Perforation correspondante au poumon.

Guérison spontanée après des alternatives nombreuses.

OBSERVATION XXXVII. — 1883. *Goodhart*. British med. Journal,
p. 775.

Enfant, 11 ans. Signes de suppuration péritonitique gazeuse
dans la région épigastrique, plus tard signes de pyothorax.
Traitement médical. — Mort.
A l'autopsie : Abcès péritonéal dans les deux hypocondres
avec rupture dans la cavité pleurale et pneumonie à gauche,
pas de tuberculose.

OBSERVATION XXXVIII. — 1884. *Neusser*. Wiener med. Wochens.,
nos 44 et 47.

Femme de 37 ans, chez laquelle on diagnostique un abcès
sous-diaphragmatique.
Traitement médical. — Mort.
A l'autopsie : Abcès sous-diaphragmatique droit dans lequel
on trouve du pus et des gaz, situé entre le foie et le diaphragme. Cancer du pylore ulcéré. Diaphragme perforé, Gangrène pulmonaire.

OBSERVATION XXXIX. — 1884. *Rabuine*. Journal de médecine de
Bordeaux, p. 264.

Homme de 26 ans. Douleurs sourdes dans la région lombaire, puis point de côté dans les 7e et 8e espaces intercostaux, dyspnée, diarrhée. Amaigrissement, faciès cachectique,
inappétence. Voussure au niveau des 5e, 6e et 7e côtes, fluctuation profonde. Œdème considérable des parois thoraciques.
Matité thoracique.
On diagnostique une pleurésie purulente.
Ponction dans le 6e espace intercostal. Issue de trois litres
d'un liquide purulent couleur chocolat. Lavages répétés.
Mort un mois après la première ponction.
A l'autopsie : Abcès sous diaphragmatique limité en haut
par le diaphragme, en avant par la face antérieure du foie et
des adhérences péritonéales, en dehors par la face interne des
côtes, en arrière par le hile du foie et le bord externe du
rein droit.
Origine probable : Abcès hépatique du bord droit. Parois
thoraciques infiltrées de pus. Nécrose des 6e, 7e, 8e et 9e côtes
droites. Épaisses fausses membranes sur la plèvre diaphragmatique. Poumon soudé au diaphragme.

OBSERVATION XL. — 1884. *Edward Bruen*. New-York med. and surg. Journal.

Dysenterie. Périhépatite suppurée. Abcès contenant environ un litre de pus louable entre le diaphragme et le foie. Foie normal.

OBSERVATION XLI. — 1885. *Glaesser*. Deutsch. med. Wochenschrift, n° 11.

Femme de 36 ans. Début brusque. Signes de pneumothorax.
Diagnostic : abcès sous-diaphragmatique.
Traitement médical. — Mort.
A l'autopsie : abcès sous-phrénique situé entre le foie, l'estomac, le diaphragme. Ulcère rond perforé.

OBSERVATION XLII. — 1886. *Bossi*. Gazette medical. Italo-lombarde, n° 47.

Homme 50 ans. Tumeur de la région épigastrique.
Ponction exploratrice. puis évacuation donne issue à deux litres de pus et de gaz. — Mort.
A l'autopsie : Abcès sous-diaphragmatique. Ulcère perforé de la petite courbure.

OBSERVATION XLIII. — 1886. *Herrlich*. Deutsch. med. Wochense., p. 159.

Abcès sous-diaphragmatique.
Incision transpleurale après résection des 6° et 7° et plus tardivement des 8° et 9° côtes.
Guérison lente en trois mois et demi.

OBSERVATION XLIV. — 1886. *Herrlich*. Loc. cit.

Abcès sous-diaphragmatique droit consécutif à une pérityphlite.
Incision transpleurale après résection de la 5° côte.
Mort au bout de vingt-quatre heures.

Observation XLV. — 1886. S. *Fenwick*. The Lancet, 17 juillet, p. 109, cas 2.

Homme 38 ans. Phénomènes dyspeptiques douloureux antérieurs. Douleurs vives dans l'hypocondre gauche. Genoux relevés, nuque baissée. Matité gauche de la pointe du cœur à l'ombilic avec zone tympanique périphérique. Vomissements. Respiration douloureuse. Muscles droits, durs et rigides. Puis fièvre intense, état général grave. Matité à la base du thorax en arrière, absence de murmure respiratoire, diminution du frémissement. Puis frottements près de la pointe du cœur, disparition graduelle des accidents.

Traitement médical.

Guérison spontanée.

L'observation est rapportée comme celle d'un cas d'abcès périgastrique.

Observation XLVI. — 1886. S. *Fenwick*. Loc. cit., p. 160, cas 3.

Homme 47 ans. Douleurs abdominales depuis 8 à 9 ans. Peu de jours avant constipation opiniâtre. Purgation sans effet. Douleurs extrêmement violentes. Dyspnée extrême. Mort quatre heures après son entrée à l'hôpital.

A l'autopsie : abcès dans l'arrière cavité des épiploons. Large ulcère de la fin de l'œsophage, près de la petite courbure, sur la face postérieure. Perforation à ce niveau communiquant directement avec l'abcès.

Observation XLVII. — 1886. S. *Fenwick*. Loc. cit., p. 111, cas 4.

Homme, 47 ans. Depuis 18 mois, douleur sévère à l'épigastre augmentant une heure après le repas. Grande constipation et, deux ou trois jours après, attaque soudaine de brusques douleurs dans l'abdomen. Tumeur douloureuse dans la fosse iliaque gauche (abcès). Frottements, puis signes d'épanchement à la base gauche. Dyspnée vive.

Diagnostic : Abcès dans la fosse iliaque gauche. Pleurésie purulente.

Incision de l'abcès de la fosse iliaque. Aspiration de 1200 grammes de liquide de la plèvre gauche.

Mort.

A l'autopsie : Petit abcès sous-diaphragmatique gauche. Abcès sous la capsule de la rate. Pus dans la plèvre. Abcès dans les parois abdominales. Contraction du côlon descendant. Estomac étranglé en son milieu, avec un large ulcère adhérent au lobe gauche du foie.

OBSERVATION XLVIII. — 1886. S. *Fenwich*. Loc. cit., Obs. VI.

Femme 42 ans. Malade depuis 9 mois. D'abord difficulté
pour avaler. A la fin incapable de prendre une nourriture
animale quelconque. Respiration très prolongée.
Traitement médical. — Mort.
Autopsie : abcès entre l'estomac et le lobe gauche du foie.
Adhérences à ce niveau. Ulcère de l'œsophage. Lésions généralisées du péritoine.

OBSERVATION XLIX. — 1886. S. *Fenwick*. The Lancet, 24 juillet,
cas 7.

Homme 51 ans. Deux ans auparavant accident suivi d'hématémèse. Puis douleurs stomacales non exagérées par l'ingestion des aliments. Depuis une semaine, douleurs continuelles,
abdomen distendu, ni nausées, ni vomissements. Douleurs très
vives à l'épigastre, augmentant par la respiration. Portion inférieure du thorax et supérieure de l'abdomen dures, rigides,
douloureuses. Puis frottement à la base gauche. Mort.
A l'autopsie : abcès diaphragmatique gauche limité en haut
par le diaphragme, à gauche par le diaphragme et la rate, à
droite par le lobe gauche du foie, en bas par l'estomac et par
du tissu fibroïde paraissant exister depuis plusieurs mois. Parfaitement isolé d'un ulcère chronique perforé de l'estomac,
siégeant près de la petite courbure, près de la portion œso-
phagienne, adhérent à ce niveau entre le foie et l'estomac.

OBSERVATION L. — 1886. S. *Fenwick*. Loc. cit., p. 156, cas 8.

Péritonite généralisée. Estomac dilaté et sténose pylorique.
Large ulcère à bords escarpés, perforé en son centre, communiquant avec une large cavité pleine de pus, entre l'estomac
et le foie et bien limitée par des adhérences. Large anévrysme
de l'aorte abdominale ayant érodé 3 vertèbres.

OBSERVATION LI. — 1886. S. *Fenwick*. Loc. cit., p. 158, cas 10.

Enfant. Douleur dans la région du foie après un léger traumatisme.
Au 3e jour fréquence du pouls, température élevée, pas de
vomissements, mais pas de selles depuis 3 jours, hypocondre
tendu. Purgation suivie d'effet.
Le 8e jour, signes d'exsudation dans la plèvre droite avec
succussion tympanique dans une partie de la poitrine. Le 14e

jour douleur violente dans le côté droit, matité dans tout ce côté, sauf à la partie supérieure, où il y a du tympanisme.

Aspiration. Drainage. Des particules de nourriture sont trouvées dans le liquide évacué, prouvant ainsi la communication avec le tube digestif.

Guérison graduelle.

OBSERVATION LII. — 1887. *Pusinelli*. Berlin. Klin. Wochenschrift, p. 362.

Homme 33 ans. Région épigastrique tendue, sonore. Lavage d'estomac. Mort.

A l'autopsie. Abcès sous-diaphragmatique communiquant avec le duodénum perforé.

OBSERVATION LIII. — 1888. *Israël*. Berlin. Klin. Wochenschrift, 23 janvier.

Actinomycose diffuse.

Abcès collecté entre le diaphragme, l'estomac et la rate. Pus verdâtre, on n'y trouve pas d'actinomycose, mais on trouve ce parasite dans tous les autres foyers.

OBSERVATION LIV. — 1888. *Leudet*. Bull. de la Soc. anat., p. 33.

Femme de 36 ans. Douleurs stomacales anciennes. Douleur violente dans hypocondre gauche, irradiée vers le ventre et l'épaule. Dyspnée. Signes de pyopneumothorax.

Diagnostic : pneumothorax.

Traitement médical. — Mort.

A l'autopsie : abcès sous-diaphragmatique, limité à droite par le ligament suspenseur, en arrière par le ligament coronaire, en bas par la face supérieure du lobe gauche, à gauche par le diaphragme adhérent au bord antérieur du foie. Tous les autres organes sont sains.

OBSERVATION LV. — 1889. *Gräwitz*. Berlin. Klin. Wochenschrift, 12 août, n° 37, p. 712.

Perforation de la plèvre par un abcès pérityphlique, exsudat pleurétique pyofécaloïde.

OBSERVATION LVI. — 1889. *Von Wahl et Nissen*. Thèse Marion, p. 217.

Homme. Début 2 ans auparavant par des douleurs, des vomissements, des hématémèses. Altération de la santé et troubles jusqu'en août 1889.
On diagnostique : ulcère de l'estomac et péritonite.
Laparotomie, exploration de l'estomac qui paraît sain, mort.
A l'autopsie : Estomac biloculaire. Perforation au milieu du rétrécissement. Péritonite sous-hépatique.

OBSERVATION LVII. — 1889. *Scheurlen*. Charité Annalen, p. 159.

Homme. Diagnostic. Abcès sous-diaphragmatique.
Résection costale. Incision. Mort.
Abcès sous-diaphragmatique par ulcère perforé du duodénum.

OBSERVATION LVIII. — 1889. *Schenk*. St-Petersburg. Med. Woch., 8 avril.

Abcès sous-diaphragmatique.
Résection de la 8ᵉ côte. Il se produit un pneumothorax.
La partie supérieure du diaphragme est ulcérée. Incision de l'abcès.
Mort rapide.

OBSERVATION LIX. — 1889. *Leyden et Küster*. Berlin. Klin. Wochenschrift, nᵒ 29, p. 649, 22 juillet.

Pleurésie postpuerpérale. Abcès rétro-péritonéal résultant de la rupture à travers le diaphragme d'un épanchement pleural suppuré.
Ouverture large au point le plus déclive de la plèvre après résection d'une ou de plusieurs côtes. Large incision en dehors du muscle sacro-lombaire. L'abcès était en avant du rein qui paraissait sain.

OBSERVATION LX. — 1889. *Mason*. Boston med. Journal, 7 nov., p. 449.

Autopsie : Ulcère du duodénum ayant déterminé un abcès péri-hépatique contenant de l'air et simulant un pneumothorax. Adhérences du poumon droit au diaphragme, épanchement pleurétique.

Observation LXI. — 1889. *Mason*. Loc. cit.

Autopsie : Ulcère de l'estomac, abcès sous-diaphragmatique, adhérences du poumon, pneumonie.

Observation LXII. — 1889. *Mason*. Loc. cit.

Autopsie : Abcès périnéphrétique d'origine tuberculeuse. Gangrène du diaphragme, empyème, dégénérescence amyloïde.

Observation LXIII. — 1890. *Bramann et Bauermeister*. Thèse Marion, 1897, p. 203.

Femme, 28 ans. Début un an auparavant. Tuméfaction sous le rebord costal gauche.
Diagnostic : Ulcère perforé de l'estomac. Péritonite circonscrite.
Traitement : Incision médiane. On tombe dans une cavité purulente communiquant avec deux poches stomacales qu'on ne reconnaît pas. On s'arrête à cause de la faiblesse de la malade. Drainage. Mort.
A l'autopsie : Estomac biloculaire. Perforation au niveau du rétrécissement, communique avec l'incision de la paroi abdominale.

Observation LXIV. — 1890. *Debove et Rémond*. Gaz. des Hôpit., n° 124, p. 1150.

Femme, 33 ans. Signes gastriques, anciens de trois ans (douleurs gastralgiques, hématémèses), récents de six semaines. Épigastre ballonné, rate augmentée de volume, fièvre 39°. Tumeur gazeuse épigastrique. Une ponction exploratrice ramène du pus.
Ponction. Incision. Gros drainage. — Guérison.
Abcès sous-diaphragmatique entre le foie et le diaphragme, filant très en arrière.

Observation LXV. — 1890. *Lenoir*. Bull. de la Soc. anat., p. 248.

Femme, 32 ans. — Amaigrissement extrême. Toux depuis longtemps. Expectoration abondante. A l'examen : Signes de vaste excavation dans la moitié inférieure gauche du poumon (souffles, gargouillements, succussion). Grandes oscillations thermiques. - Mort.

A l'autopsie : Perforation de l'estomac à un centimètre et demi du cardia. Gangrène de la rate. Abcès péri-splénique (liquide putrilagineux dans lequel baigne un morceau de tissu splénique sphacélé). Diaphragme perforé. Gangrène pulmonaire.

OBSERVATION LXVI. — 1890. *Zehnder*. Sub phrenisches Abcess. München. med. Wochen., nº 18, 6 mai.

Homme de 45 ans, ayant présenté, quelques semaines avant son entrée à l'hôpital, des signes de péritonite aiguë localisée vers la région de la vésicule.

Le 23 mars 1889, vomique d'un litre de pus fétide jaune d'ocre. Malgré un traitement chirurgical actif, mort le 26.

A l'autopsie : abcès tirant son origine de la vésicule biliaire. Zehnder reconstitue ainsi la pathogénie des accidents : lithiase biliaire, ulcération de la vésicule, perforation, abcès sous-phrénique, le côlon était adhérent, très anémié, mais non ulcéré.

OBSERVATION LXVII. — 1890. *Fr. Riz*. Beitr. zur. Klin. Bᵈ VIII, p. 172.

Homme, 29 ans. Tuberculose génito-urinaire, pyonéphrose gauche. Abcès péri-néphrétique gauche. Subitement, matité pleurale monte jusqu'à la pointe de l'omoplate. Huit jours après, ascension de la matité jusqu'à la crête de l'omoplate et en avant, jusqu'à la 2ᵉ côte.

Diagnostic : Tuberculose rénale, abcès périnéphrétique, pleurésie purulente.

Intervention : Incision transpleurale, évacuation du pus pleural. En un point, large ouverture du diaphragme qui conduit dans la région lombaire, où on pratique une contre-ouverture. « Le doigt passé dans cette incision ne sent pas le rein avec netteté. » Gros drainage, pas de lavage. Graduellement, occlusion de la plaie pleurale, la plaie lombaire subsiste.

Mort deux mois après l'opération par marasme, diarrhée, inappétence, insomnie, eschares.

A l'autopsie : Au niveau de l'ancienne fistule reste une petite cavité sans pus. Rein adhérent à épiploon, intestin, rate. Lésions tuberculeuses multiples. Diaphragme perforé. En somme, abcès sous-phrénique consécutif à un abcès périnéphrétique, pleurésie purulente.

OBSERVATION LXVIII. — 1890. *Antonoff*. Gaz. clin. de Botkine. 21 mars, in Sem. médicale 1890, p. 179.

Jeune fille de 25 ans, contracte une fièvre typhoïde à forme ambulatoire ; vu la légèreté des symptômes, la malade ne se soigne pas, suit son régime alimentaire habituel, puis est prise brusquement d'une péritonite généralisée qui suit une marche subaiguë. Au bout de huit jours : toux violente avec expectoration fécaloïde. On constate d'abord les signes de l'infiltration de la base du poumon gauche et bientôt après un pyopneumothorax du même côté. Mort.

À l'autopsie : perforation intestinale au niveau d'une ulcération typhique sur la paroi postérieure du côlon ascendant, perforation du diaphragme avec épanchement du contenu fécaloïde et purulent de la cavité péritonéale dans la base du poumon gauche adhérent au diaphragme : perforation d'une bronche, pyopneumothorax.

OBSERVATION LXIX. — 1891. *Loumeau*. Journal de médecine de Bordeaux, 10 mai.

Homme 50 ans, atteint d'abcès périnéphrétique datant d'une année et déjà traité à deux reprises par l'ouverture avec les caustiques.

Actuellement, l'abcès situé à gauche offre un volume considérable. Incision et drainage de la cavité, pansements quotidiens. Au bout de trois semaines, érysipèle de la région lombaire, puis érysipèle de la face. Huit jours plus tard, pleuropneumonie, qui s'amende en quinze jours.

Pendant l'évolution de ces complications, on continue les lavages de l'abcès et, pour en hâter la cicatrisation, on fait des injections de teinture d'iode deux fois par semaine. Quinze jours après la fin de la pneumonie, au moment de l'une de ces injections, le malade est pris d'un accès subit de suffocation, qui se termine par l'excrétion de crachats purulents mêlés à de la teinture d'iode; une communication de l'abcès s'était donc faite avec les bronches.

Malgré cet accident, cette suppuration s'est peu à peu tarie, et, deux mois après, la cicatrisation était définitive.

OBSERVATION LXX. — 1891. *Nowack*. Schmidts Jahrbuch, n⁰ˢ 73 et 200.

Paratyphlite. Abcès sous-phrénique.
Traitement médical.
Guérison après vomique.

OBSERVATION LXXI. — 1891. *Nowack*. Loc. cit.

Abcès sous-phrénique gazeux imputable à un processus ulcératif de l'estomac ou du duodénum.
Traitement médical.
Guérison spontanée sans phénomènes critiques.

Observation LXXII. — 1891. *Nowack.* Loc. cit.

Abcès gazeux avec perforation du diaphragme et du poumon consécutif à un ulcère gastrique.
On diagnostique un abcès sous-phrénique.
Ouverture de l'abcès après résection costale.
Guérison.

Observation LXXIII. — 1891. *Nowack.* Loc. cit.

Abcès sous-diaphragmatique vraisemblablement consécutif à un ulcère de l'estomac.
Laparotomie. Drainage.
Guérison.

Observation LXXIV. — 1891. *Nowack.* Loc. cit.

Abcès sous-diaphragmatique suite d'abcès péri-néphrétique.
Incision lombaire.
Guérison.

Observation LXXV. — 1891. *Nowack.* Loco citato.

Abcès sous-diaphragmatique, suite de calcul biliaire.
Incision. Guérison.

Observation LXXVI. — 1891. *Dickinson et Ewart.* The Lancet. 7 mars, p. 541.

Femme de 24 ans, chlorotique, antécédents d'ulcère stomacal. Signes de péritonite, gêne considérable de la respiration et de l'alimentation, frottements ayant le caractère de frottements péricardiques, frottements pleuraux dans l'aisselle gauche, tendance à la syncope.
Diagnostic : péritonite, pleurésie, péricardite.
Traitement médical. — Mort par diphtérie.
A l'autopsie : Abcès sous-diaphragmatique par perforation de la face antérieure de l'estomac, limité par la moitié gauche du diaphragme et la partie supérieure du lobe gauche du foie. Un peu de liquide dans la plèvre gauche, pleurésie diaphragmatique membraneuse gauche, pas de péricardite.

Martinet. — 7.

Observation LXXVII. — 1891. *Dickinson et Ewart*. Loco citato.

Femme de 18 ans, chlorotique, antécédents gastriques, signes de pleuro-pneumothorax, bruit amphorique et bruit d'airain dans la région splénique.
Diagnostic : pneumothorax.
Traitement médical. — Mort.
A l'autopsie : Abcès contenant des gaz et du pus, situé entre la rate, le diaphragme, la face supérieure du lobe gauche du foie. Pleurésie gauche purulente, petite perforation, suite d'ulcère sur la paroi antérieure de l'estomac. Abcès de la rate communiquant avec l'abcès sous-diaphragmatique. Diaphragme perforé.

Observation LXXVIII. — 1891. *Thiroloix*. Bulletin de la Société anatomique, mai, p. 294.

Femme 50 ans, coliques hépatiques répétées, ictère chronique, ascite, fistule biliaire hépato-bronchique, insuffisance hépatique, obstruction et dilatation énorme des voies biliaires intra et extra-hépatiques, hypertrophie et sclérose du foie, angiocholite suppurée, ouverture d'un abcès biliaire à travers le diaphragme dans les bronches, infection biliaire.
Traitement médical. — Mort.
A l'autopsie : Abcès sous-diaphragmatique, gros comme une mandarine, siégeant au bord postérieur du foie, limité supérieurement par le diaphragme soudé à la plèvre, au poumon, au tissu hépatique lui-même. Adhérences entre le foie, la plèvre diaphragmatique, le diaphragme et la base pulmonaire droite au niveau du bord postérieur du foie.

Observation LXXIX. — 1892. *Leyden et Renvers*. Berlin. Klin. Wochenschrift, n° 46.

Abcès sous-diaphragmatique.
Traitement médical. — Mort.
A l'autopsie : Abcès multiples. Trois abcès sous-phréniques : un entre l'estomac et le diaphragme, un entre le foie et le diaphragme, un autour de la rate. Perforation du diaphragme et communication entre l'abcès phréno-gastrique et le poumon gauche. Abcès stercoral autour de l'appendice perforé (cause probable des autres). Abcès dans le petit bassin.

Observation LXXX. — 1892. *Renvers*. Berlin. Klin. Wochensch.,
p. 1153.

Abcès phréno-splénique.
Ponction avec drainage simultané.
Guérison.

Observation LXXXI. — 1892. *Jordan Lloyd*. British med. journ.,
12 novembre 1892, p. 1031.

Contusion de la région épigastrique par un coup de pied de
cheval. Vomissements incoercibles d'abord, puis développement
d'une tumeur fluctuante dans la région ombilicale et sous-
diaphragmatique ponctionnée et constituée par un épanchement
noirâtre. Mort.

A l'autopsie, collection de l'arrière-cavité des épiploons.
Pancréas gangréné.

Observation LXXXII. 1892. — *Jordan Lloyd*. Loc. cit.

Chez un sujet de 29 ans, mêmes symptômes que précédemment ; il avait été renversé par un lutteur qui lui avait
appuyé le genou sur le ventre. Développement d'un kyste
fluctuant.

Aspiration, liquide brunâtre qui a la propriété de transformer l'amidon en sucre et de déjouer la fibrine. Il est
certain que le liquide renferme du suc pancréatique.

Guérison.

Observation LXXXIII. — 1893. *Lafarelle*. Société d'anatomie de
Bordeaux, 16 janvier.

Péritonite sous-diaphragmatique ouverte dans les bronches
et consécutive à une pyélo-néphrite suppurée à staphylocoques.
Mort.

Observation LXXXIV. — 1893. *Howe*. Med. News, 7 octobre.

Diagnostic : splénite et péri-splénite suppurée.

Traitement : laparotomie latérale. Incision au-dessus du bord
de la 10e côte.

Les symptômes graves persistent, le malade paraît n'avoir
survécu que parce qu'il eut la chance d'évacuer le pus par les
selles et le poumon. La vomique se prolonge un mois puis
disparaît graduellement et la guérison survient.

Observation LXXXV. — 1893. *Van Lair*. Revue de Médecine, juillet, T. XIII.

Enfant de 6 ans. Douleur brusque sus-ombilicale. Tympanisme, diarrhée, polypnée. Tuméfaction épigastrique, pleurésie purulente, vomique.

On diagnostique un abcès sous-diaphragmatique.

Laparotomie sus-ombilicale. Évacuation du pus, suture des perforations, drainage du pyopneumothorax à travers le diaphragme. Contre-ouverture pleurale dans un espace intercostal inférieur. Tamponnement.

Guérison. Lésions trouvées : Abcès sous-diaphragmatique limité en haut par le diaphragme, en bas et en arrière par le côlon transverse et le foie, en bas par l'épiploon soudé à la paroi abdominale antérieure. Perforation du côlon transverse à sa face antérieure. Diaphragme perforé et pleurésie purulente. Fistule pleuro-pulmonaire.

Observation LXXXVI. — 1893. *Jayle*. Bulletin de la Société anatomique, 3 mars, p. 148.

Homme 29 ans. Antécédents dysentériques. Point de côté alternativement à droite et à gauche, irradié le long du nerf phrénique.

Puis point de côté violent à droite. Dyspnée intense, issue de sang par la bouche en toussant. Submatité à droite, signes de pleurésie.

Traitement médical : Ponction exploratrice. Mort.

A l'autopsie : Abcès sous-diaphragmatique rétro-hépatique, *limité :* en avant par la face inférieure du foie basculé, en arrière par la face antérieure de l'aorte, de la veine cave et de l'œsophage, à droite et en bas par la facette hépatique du rein, en bas par des adhérences entre le foie, le rein, le duodénum, le tissu cellulaire ambiant. Puis il *communique* en bas avec le duodénum, en haut avec la plèvre et le poumon. *Abcès hépatiques* multiples ne communiquant pas avec l'abcès précédent.

Diagnostic rétrospectif : Abcès rétro-hépatique d'origine dysentérique, non secondaire à la rupture d'abcès du foie, ni à la perforation du duodénum.

Observation LXXXVII. — 1894. *W. Page*. The Lancet, 24 mars, p. 733.

Femme 16 ans. Antécédents d'ulcère gastrique. Douleur violente dans l'hypocondre gauche suivie de syncope passagère. Sensibilité sous le rebord costal. Tympanisme vers l'épigastre.

Diagnostic : Péritonite par perforation stomacale.

Traitement : Laparotomie à 2 pouces à gauche de la ligne médiane. Issue de pus et de gaz. Fermeture de la perforation. Lavages. Sutures.

Mort 14 heures après l'opération.

A l'autopsie : Abcès sus-hépatique gauche par perforation d'ulcère de la face antérieure à 3 pouces du cardia.

OBSERVATION LXXXVIII. — 1894. *H. Bennett*. The Lancet, 7 juill., T. II, p. 21.

Femme de 41 ans. Antécédents gastriques. Douleur violente au niveau de l'ombilic, la malade tombe à terre. Sensibilité et douleur sus-ombilicale. Tympanisme pré-hépatique. Respiration abdominale supprimée.

Diagnostic : Péritonite généralisée.

Laparotomie sus-ombilicale médiane démontre l'existence d'un abcès sus-hépatique droit avec fausses membranes. Perforation de la région pylorique à sa face postérieure.

Guérison.

OBSERVATION LXXXIX. — 1894. *Dutournier*. Bulletin de la Société anatomique, novembre. p. 795.

Antécédents d'ulcère stomacal. Douleur très vive dans le flanc gauche. Vomissements, diarrhée, météorisme, dyspnée extrême. Diminution des bruits vésiculaires à gauche. Résonance tympanique de l'espace de Traube, puis signes de pneumothorax pur.

Diagnostic : pelvipéritonite puis pneumothorax.

Traitement médical. — Mort.

A l'autopsie : abcès sous-diaphragmatique *limité* : en haut par la face inférieure du diaphragme, en bas par le lobe gauche du foie, la face antérieure de l'estomac, la rate et des adhérences avec la paroi abdominale antérieure, à droite par le ligament suspenseur du foie, en arrière par le ligament triangulaire, des adhérences de l'estomac au diaphragme et le ligament gastro-splénique, à gauche par la rate baignant complètement dans le pus et par des adhérences auxquelles prend part l'angle gauche du côlon.

Lésions causales : ulcère stomacal de la paroi antérieure des dimensions d'une pièce de 2 francs, percé au centre d'un orifice si étroit qu'il laisserait à peine passer une épingle. Elle communique avec l'abcès.

Les plèvres renferment des deux côtés un liquide citrin. Adhérence complète des piliers diaphragmatiques gauches et du diaphragme.

Deux petites végétations aortiques.

Observation XC. — 1894. *Reymond*, Bull. de la Soc. anatomiq., janvier, p. 84.

Antécédents gastriques (digestions pénibles, douleurs xyphoïdiennes, etc.). Douleur brusque de la région gastrique irradiée à l'abdomen. Vomissements, météorisme, douleurs vives. Au bout de 15 jours submatité, résistance de la région sus-ombilicale, au dessous tympanisme.

Diagnostic : Péritonite localisée par perforation.

Laparotomie médiane sus-ombilicale, écoulement de 500 grammes de pus.

Mort 48 heures après l'opération.

A l'autopsie : Abcès sous-diaphragmatique limité à droite par le foie, à gauche par la rate et des adhérences gastro-diaphragmatiques, en arrière par la paroi antérieure de l'estomac, en haut et en avant par le diaphragme, en bas par des adhérences de l'épiploon au péritoine pariétal.

Lésions causales : Ulcère de la paroi antérieure, type classique de l'ulcère rond.

Observation XCI. — 1894. *Ewart et Bennett*. The Lancet, 17 nov., p. 1147.

Antécédents gastriques, douleurs épigastriques après le repas, pas d'hématémèses. Douleur brusque et violente dans le côté gauche, dyspnée intense. Tension et tuméfaction de la région épigastrique. Matité remontant assez haut en avant dans la région thoracique. Respiration tubaire, égophonie, absence de murmure vésiculaire à gauche et tympanisme à ce niveau jusqu'à la 3ᵉ côte.

Diagnostic : Pneumothorax sous-phrénique.

Laparotomie médiane sus-ombilicale. Issue de pus et de gaz. Lavage à l'eau chaude et drainage. Plus tard, aspiration thoracique, donne issue à 500 grammes de liquide. Alimentation purement rectale.

L'intervention permet de reconnaître les lésions suivantes : Abcès sous diaphragmatique par ulcère stomacal limité en bas par le foie, en haut par le diaphragme, à droite par le ligament suspenseur, à gauche par l'estomac et des adhérences, en bas par des adhérences de la paroi stomacale à la paroi abdominale antérieure.

Guérison.

Observation XCII. — 1894. *Mackensie et Abbott*. The Lancet, 3 novembre, p. 1033.

Garçon de 10 ans. Début soudain, caractérisé par une douleur violente à l'épigastre et dans l'hypocondre droit.

Vomissements. Tuméfaction ronde et rouge située de façon centrale à l'épigastre. Signes de pyopneumothorax dans le côté droit de la poitrine. Communication évidente entre la plèvre et la tumeur épigastrique (impulsion à la toux, tension dans la station debout, fluctuation, etc.).

Diagnostic : abcès sous-diaphragmatique et empyème.

Traitement : résection de la 6e côte sur la ligne axillaire. Issue de 900 grammes de pus très fétide. Irrigation avec de l'eau boriquée tiède. Double drainage. Lavage journalier.

Guérison Le malade est revu six mois après l'intervention.

L'intervention a permis de reconnaître un abcès sous-diaphragmatique contenant du pus et des gaz et une perforation du diaphragme. Il existait probablement une perforation stomacale ou duodénale.

OBSERVATION XCIII. — 1894. *Halke et Cayley*. The Lancet, 3 nov., p. 1033.

Garçon de 13 ans, signes d'empyème dans la poitrine, à droite. foie abaissé.

Diagnostic : Empyème consécutif à une perforation du diaphragme par abcès suite d'ulcère perforé.

Traitement : Incision très basse dans le côté droit de la poitrine donne issue à une grande quantité de pus fétide. Drainage de la cavité subpleurale et de la plèvre.

Guérison.

OBSERVATION XCIV. — 1894. S. *West*. The Lancet, 3 nov., p. 1033.

Homme âgé. Vieil abcès (du foie probablement) préalablement traité aux Indes. Le malade se présente à St-Bartholemew pensant qu'il souffrait d'une récidive. Augmentation considérable de la matité hépatique. Matité thoracique.

Diagnostic : Abcès du foie.

Traitement médical.

Guérison spontanée par vomique.

OBSERVATION XCV. — 1894. *Gould*. The Lancet, 3 novembre, p. 1033.

Femme jeune. Tuméfaction de la partie inférieure de la poitrine et de la partie supérieure de l'abdomen du côté droit. Tympanisme jusqu'à la 3e côte. Bruit d'airain à ce niveau. Cœur fortement dévié à gauche. Foie abaissé jusqu'à l'ombilic.

Diagnostic : d'abord, sarcome du foie, puis abcès gazeux sous-diaphragmatique.

Laparotomie sus-ombilicale médiane. Issue de pus et de gaz. Drainage.

Guérison.

Observation XCVI. — 1894. *Koerte*. Communication au 24e Congrès de Chirurgie allemande. Obs. I. Vin. Thèse Page, 98, p. 61.

Incision lombaire. Pancréatite suppurée. Mort.

Observation XCVII. — 1894. *Routier*. Bulletin de la Société de Chirurgie, T. XX, p. 332.

Troubles gastriques anciens. Douleur abdominale brusque suivie de syncope. Phénomènes d'occlusion intestinale, douleurs surtout péri-ombilicales.

Diagnostic : Occlusion intestinale.

Une laparotomie lève l'obstacle. Un liquide, couleur bouillon sale, s'écoule du ventre, et du pus du petit bassin. Lavage.

Tout va bien quand, le 4e jour, dyspnée intense, signes de spléno pneumonie bilatérale.

Mort 8 jours après l'opération.

A l'autopsie : Abcès inter-hépato-diaphragmatique gauche. Foyer purulent situé sur la face convexe du foie à droite du ligament falciforme, s'étendant à la face inférieure jusqu'en un point où le duodénum adhérait à la glande et présentait au niveau de cette adhérence une perforation de la largeur d'une pièce de 50 centimes.

Observation XCVIII. — 1895. *Lacharrière*. Annales policliniques de Bordeaux, novembre 1895.

Homme, 48 ans. Coliques hépatiques puis signes de cholécystite suppurée, puis fièvre intermittente, dyspnée, signes de pleurésie, amaigrissement, toux fréquente, crachats fétides. Foie très volumineux.

Laparotomie. Incision de l'abcès après rupture d'adhérences entre le foie et le péritoine pariétal. Drainage.

Guérison en 5 semaines.

L'intervention a fait connaître l'existence d'un abcès inter-hépato-diaphragmatique droit post-lithiasique consécutif à un abcès du foie.

Observation XCIX. — 1895. *Lampe*. Berlin. Klin. Wochenschrift, 23 septembre, N° 38, p. 839.

Cas 1. Diagnostic : Kyste du pancréas ou exsudat de l'arrière-cavité des épiploons.
Incision transpleurale après thoracotomie. Mort par péritonite généralisée. On trouve un abcès sous-phrénique par perforation d'ulcère rond.

Observation C. — 1895. *Lampe*. Loco citato, cas 2.

Diagnostic : Abcès sous-diaphragmatique suite de pérityphlite.
Incision transpleurale après thoracotomie. Mort.
Diagnostic nécropsique vérifie le diagnostic fait du vivant du malade.

Observation CI. — 1895. *Lampe*. Loco citato, cas 3.

Diagnostic : abcès consécutif à la rupture de la rate.
Traitement : Thoracotomie. Incision transpleurale.
Guérison.

Observation CII. — 1895. *Lampe*. Loco citato, cas 4.

Femme. Avortement, douleurs hépatiques, fièvre, léger ictère.
Diagnostic : Abcès hépatique.
Thoracotomie, incision transpleurale.
Guérison
L'intervention fait reconnaître un abcès sous-diaphragmatique, post-abortif, consécutif à un abcès perforé du foie.

Observation CIII. — 1895. *Lampe*. Loco citato, cas 5.

Empyème, puis signes d'abcès sus-phrénique.
Incision transpleurale après thoracotomie.
Guérison.
Intervention fait reconnaître un abcès sous-diaphragmatique consécutif à la perforation du diaphragme par le pus pleural.

Observation CIV. — 1895. *Mayet*. Société anatomique, février.

Enfant. Vives douleurs dans la région du rein droit avec empâtement de la région lombaire. Mort.

A l'autopsie : Abcès rétro-péritonéal sous-diaphragmatique situé près du rein droit consécutif à une appendicite perforante. l'appendice remontant le long du bord externe du côlon ascendant jusque vers le rein droit.

OBSERVATION CV. — 1895. *Jonnesco.* Soc. de Chirurg., 30 octobre.

Depuis 3 ans douleurs vagues dans l'hypocondre droit. Brusquement douleurs violentes dans l'hypocondre droit avec irradiations à l'épigastre et à l'épaule droite. Tuméfaction de la région costale inférieure droite, de l'hypocondre et de l'épigastre. Bruit hydro-aérique de cette région.
Diagnostic : abcès gazeux sous-phrénique.
Traitement : Laparotomie latérale le long du bord externe grand droit. Lavage. Drainage.
Guérison.
L'intervention fait reconnaître l'existence d'un abcès sous-phrénique limité, en haut, par le diaphragme ; en bas, par le foie : en arrière, par le ligament coronaire : à gauche, par le ligament suspenseur : à droite, filant vers la fosse iliaque. Cause probable : constipation (?)

OBSERVATION CVI. — 1895. *Monnier.* Deuxième congrès français de médecine interne. Bordeaux, août. Voir Semaine médicale 1895, p. 355.

Homme, 41 ans. Douleurs hépatiques avec augmentation du volume du foie. Puis phénomènes de pleurésie diaphragmatique, signes de tuberculose progressive avec poussées fébriles.
Traitement médical. Mort.
A l'autopsie : Abcès intra et péri-hépatique droits. Abcès péri-hépatique limité en haut par le diaphragme, en bas par la face inférieure du foie et contenant 300 grammes de pus.
Lésions très accusées de tuberculose du péritoine, de la plèvre, des poumons.
Histologiquement, cavernes tuberculeuses intra-hépatiques.
Evolution probable, 1er stade : angiocholite tuberculeuse : 2e stade péri-hépatique et généralisation tuberculeuse.

OBSERVATION CVII. — 1895. *Schuchardt.* Archives de Langenbeck, T. 50, p. 615.

Femme 21 ans. Bonne santé habituelle, jamais de vomissements auparavant. Hémorrhagies intestinales douteuses. Malaise subit, coliques violentes, douleur surtout à gauche, voussure et matité épigastriques.

Incision sus-ombilicale et tamponnement. Deux jours après, exploration, recherche et suture de la perforation.

Mort 18 heures après la seconde opération.

A l'autopsie : abcès sous-diaphragmatique gauche et périsplénique entre le foie, l'estomac, la rate et le diaphragme. Perforation suite d'ulcère d'estomac située sur la paroi antérieure, à 6 centimètres du cardia, tout près de la petite courbure.

OBSERVATION CVIII. — 1895. *Manclaire*. Gazette des Hôpitaux, 16 mars, n° 33, p. 521.

Homme, 70 ans. Depuis 5 ans évacuation, tous les 5 ou 6 mois, par une fistule située à peu près sur la ligne verticale de la vésicule biliaire, d'un liquide sanieux, purulent, très abondant, qu'un drainage profond faisait disparaître.

A la deuxième crise, oblitération de la fistule, lymphangite étendue à toute la paroi thoracique et accompagnée d'adénites axillaires inguinales. Œdème de la paroi.

Matité remonte en avant jusqu'au 3e espace intercostal. Foie descend jusqu'à égale distance du rebord costal et de la crête iliaque. Phénomènes généraux graves, hyperthermie, délire.

Intervention : Ponction d'urgence fait écouler un litre de pus, fétide, purulent, sanguinolent, non teinté de bile. Drain introduit profondément, on remonte jusqu'au rebord costal et on aurait pu probablement remonter plus haut, entre la face convexe du foie et le diaphragme.

La matité reste la même après la ponction, certainement insuffisante.

Mort quelques heures après la ponction.

A *l'autopsie :* Abcès sous-diaphragmatique droit, ayant probablement son point de départ dans la vésicule biliaire.

OBSERVATION CIX. — 1896. *Cutter*. Revue encycl. des Sc. médic., 15 octobre 1897.

Douleurs stomacales depuis 8 mois, douleur soudaine dans l'hypocondre gauche. Signes de pleurésie, zone tympanique gastrique diminuée, leucocytose, puis péricardite, etc.

Incision sur la ligne médiane, puis incision transpleurale.

Mort au bout de 8 jours.

A l'autopsie : Abcès sous-phrénique à gauche de l'estomac, pleurésie bilatérale (sérosité et adhérences). Cicatrices stomacales multiples. Perforations anciennes probables.

OBSERVATION CX. — 1896. *Campenon*. In Thèse Besredka, Paris 1897.

Signes gastriques antérieures, point de côté gauche, puis douleur médiane. Dyspnée excessive, voussure sus-ombilicale de sonorité hydro-aérique. Fièvre intense 39°-40. État général grave.
Diagnostic : Abcès gazeux sous-diaphragmatique.
Incision médiane, évacuation, tamponnement.
Guérison.
Origine non précisée, probablement digestive.

OBSERVATION CXI. — 1896. *Schlesinger*. Wiener med. Presse, fév.

Femme de 24 ans. Fièvre, violentes douleurs dans le côté gauche. Au bout de 20 jours, mort dans le collapsus.
A l'autopsie : Abcès sous-diaphragmatique gauche par perforation d'ulcère ancien de la face antérieure de l'estomac. Perforation du diaphragme. Pyopneumothorax gauche. Péricardite.

OBSERVATION CXII. — 1896. *Dunn*. British med. Journal, 4 avril, p. 846.

Douleur subite à l'épigastre et nausées, distension tympanique de la région stomacale, sonorité pré-hépatique, avec douleurs abdominales, anxiété respiratoire caractéristique.
Diagnostic : Perforation stomacale.
Laparotomie médiane. On trouve une perforation de la paroi antérieure de la 1re partie du duodénum qu'on ferme à l'aide de cinq sutures de Lembert à la soie. Irrigation, drainage avec un tube de verre de Keitt retiré au bout de vingt-quatre heures. 10 jours après, élévation de la température. Laparotomie latérale exploratrice pour rechercher un abcès sous-diaphragmatique, qui s'ouvre tout seul 2 à 3 jours après.
Guérison.

OBSERVATION CXIII. — 1896. *Beck*. New-York med. Journ., p. 117.

Cas I. Homme 43 ans, douleur violente dans le côté droit irradiée dans l'aisselle. Nausées et dyspnée légère, ictère léger, langue saburrale, puis délire, hoquet. Température 103° Fahrenheit, pouls 124, respiration 26. Plus tardivement, 4me jour, matité thoracique à droite de la 6e côte, à 6 pouces au-dessous de l'arc costal, souffle bronchique vers le milieu de l'omoplate, silence respiratoire au-dessous de la 8e côte, pas de toux.

Abdomen distendu, tympanique, pas d'albumine, constipation persistante. Une ponction exploratrice pratiquée dans le 7° espace ramène du pus.

Diagnostic : Abcès sous-phrénique d'origine angiocholique. Opération refusée.

Mort huit jours après le début des accidents.

OBSERVATION CXIV. — 1896. *Beck*. Loco citato, cas II.

Homme de 42 ans. Graduellement douleur dans le côté droit, fièvre rémittente, survenant par accès, émaciation pendant sept à huit semaines. Température 100° Farenheit, pouls 116, respiration 24.

A droite diminution du murmure vésiculaire et des vibrations, au-dessous de la 8ᵉ côte. Matité sur la ligne axillaire postérieure depuis le bord inférieur de la 8ᵉ côte jusqu'à la 3ᵐᵉ vertèbre lombaire et respiration rude. Ni râles, ni toux, ni expectoration. Convexité légère de l'hypocondre droit, douleur à ce niveau à la palpation et dans région lombaire à droite, ni tumeur, ni fluctuation. Constipation, pas d'albuminurie mais beaucoup de sédiments. Cinq ponctions négatives dans la zone mate, une positive dans le 10ᵉ espace.

Diagnostic : abcès péri-néphrétique.

Intervention : Incision le long du bord externe du muscle sous lombaire. Résection des 11ᵉ et 12ᵉ côtes. Incision donne issue à 1 2 pinte de pus.

Guérison rapide.

Diagnostic rétrospectif : abcès sous-diaphragmatique vraisemblablement rétro-péritonéal, peut-être péri-néphrétique.

OBSERVATION CXV. — 1896. *Beck*. New-York Med. record, p. 217, cas. III.

Homme de 30 ans. — Frissons répétés, troubles digestifs, amaigrissement, pâleur; il est traité d'abord comme malarique. Toux légère. Température 101° Fahrenheit, pouls 120, respiration 44. Langue saburrale, sueurs abondantes, expectoration abondante. Région du foie très douloureuse, anorexie, dyspnée considérable. A droite, matité complète, en avant de la 4ᵉ côte, à 6 centimètres au-dessus de l'arc costal. En arrière matité absolue, de l'angle de l'omoplate au bord inférieur de la 10ᵉ côte. Diminution des vibrations. Râles de la clavicule au 4ᵉ espace intercostal. Absence de murmure vésiculaire au-dessous. Râles et souffle amphorique dans la fosse sus-épineuse. Pas d'albuminurie, constipation.

Diagnostic : pleurésie purulente.

Résection de la 8ᵉ côte vers la ligne axillaire médiane.

Évacuation de 2 litres 1/2 d'un pus brun, infect. de la plèvre. Ouverture d'un abcès sous-phrénique d'où on fait sortir encore 2 onces de pus. Lavage de la cavité au sublimé ; à chaque lavage, dyspnée extrème, cyanose, puis toux libératrice, avec expectoration de pus brun mélangé à du sang.

Guérison lente après formation d'une fistule qui nécessite la résection des 7e, 8e, 9e et 10e côtes.

OBSERVATION CXVI. — 1896. *Beck*. Loc. cit., cas IV.

Homme de 31 ans. Douleur violente dans le côté droit, nausées, pouls rapide.

Diagnostic à ce moment : colique hépatique. 3 semaines après, même douleur.

Température, 101° Fahrenheit, pouls 126, respiration 64. Langue saburrale, anorexie, pas de toux, expectoration légère. À la percussion : en avant, matité du bord supérieur de la 4e côte à l'ombilic ; en arrière, matité de l'épine de l'omoplate à la 11e dorsale.

Auscultation : Abolition des vibrations à ce niveau, souffle, respiration rude et râles. Quand le malade est couché sur le côté gauche, la matité disparaît, tympanisme depuis la 9e côte jusqu'en bas. Pas d'albumine. Constipation. Ponction exploratrice pratiquée dans le 8e espace intercostal dans la ligne axillaire postérieure. Pus contenant du bacillus-coli commune, du proteus.

Diagnostic : Abcès sous-diaphragmatique.

Résection de la 10e côte, ouverture de la cavité pleurale. Le lendemain, incision du diaphragme qu'on suture à la peau.

Guérison en six semaines, sans incidents.

Diagnostic rétrospectif : Abcès sous-diaphragmatique droit d'origine vraisemblablement angiocholitique.

OBSERVATION CXVII. — 1896. *Beck*. Loco citato, cas V.

Homme de 39 ans, signes de pyothorax, une ponction exploratrice ramène du pus infect contenant du bacillus-coli commune, du staphylocoque pyogène, du bacille pyogène fétide, du proteus vulgaris.

Résection de la 9e côte sur la ligne axillaire médiane. Le sac pleural est trouvé vide. Incision du diaphragme, on évacue une demi-pinte de séro-pus.

Diagnostic rétrospectif : abcès sous-diaphragmatique droit.

Guérison en un mois sans incidents.

OBSERVATION CXVIII. — 1897, *Jollassi*. Revue encyclopédique des Sciences médicales, 15 octobre.

Signes gastriques antérieurs, point de côté gauche, oppression, une ponction exploratrice dans le 9e espace ramène du pus.

Diagnostic : pleurésie purulente.

Résection des 9e et 10e côtes sur la ligne axillaire. Incision du diaphragme.

Mort par broncho-pneumonie droite 8 jours après l'intervention.

A l'autopsie : Abcès péri-splénique consécutif à un ulcère stomacal. Ulcère cicatrisé sur la petite courbure stomacale, adhérences avec le foie.

OBSERVATION CXIX. — 1897, *Rabé et Delbet*. Presse médicale, avril 1897.

Point de côté gauche, voussure épigastrique.

Diagnostic : péritonite localisée par perforation.

Incision sur le bord externe du grand droit, évacuation, drainage.

Guérison.

Diagnostic rétrospectif : Abcès sous-diaphragmatique gauche sus-hépatique, limité en bas par des adhérences de l'épiploon à la paroi. Cause : perforation d'ulcère stomacal.

OBSERVATION CXX. — 1897, *Michaux et Gilbert*. Société de chirurgie, 17 novembre.

Dyspnée, voussure thoracique inférieure droite.

Diagnostic : pyopneumothorax droit, puis abcès sous-diaphragmatique.

Large résection costale, incision du diaphragme refoulé jusqu'à la troisième côte.

Mort.

A l'autopsie : collection diaphragmatique droite renfermant peu de pus, pas de lésion pleurale. Tuberculose péritonéale sous-diaphragmatique enkystée.

OBSERVATION CXXI. — 1897, *Peyrot*. Société de Chirurgie, 17 nov. et Statistique de Lariboisière, 1891.

Femme 38 ans. Fièvre hectique, matité à la base droite, signes de pleurésie purulente.

Diagnostic : pleurésie purulente droite enkystée.
Traitement : Résection costale, ouverture transpleurale.
Mort.
Diagnostic rétrospectif : abcès sous-diaphragmatiques multiples développés autour d'un kyste hydatique calcifié du foie.

OBSERVATION CXXII. — 1897. *Tuffier*. Société de Chirurgie, 17 nov.

Femme 3o ans. Douleurs à base du thorax, toux, dyspnée intense, matité gauche, accès de fièvre intermittente ; une ponction ramène du pus ; furonculose généralisée au début des accidents.
Diagnostic : pleurésie enkystée.
Ouverture transpleurale, évacuation, drainage.
Mort quelques mois après de pyélo-néphrite double.
Diagnostic rétrospectif : Abcès sous-diaphragmatique droit à staphylocoques.

OBSERVATION CXXIII. — 1897. *Berger*. Société de Chirurgie, 17 nov.

Appendicite 15 jours avant l'apparition des accidents sous-phréniques.
Large incision sans résection costale. Guérison.
Diagnostic : Abcès sous-phrénique rétro-péritonéal, suite d'appendicite.

OBSERVATION CXXIV. — 1897. *Tuffier*. Société de Chirurgie, 17 nov.

Diagnostic : Kyste hydatique de la face supérieure du foie.
Incision. — Mort.
Diagnostic rétrospectif : Abcès sous-diaphragmatique droit.

OBSERVATION CXXV. — 1897. *Routier*. Société de Chirurgie, 17 nov.

Troubles hépatiques et pleuraux, fistule intarissable de la base du thorax au niveau des fausses-côtes droites ; un stylet introduit venait buter contre une surface donnant la sensation de corps étranger.
Résection large de la paroi costo-thoracique. Incision transpleurale.
Guérison très lente.
Diagnostic rétrospectif : Abcès sous-diaphragmatique droit, le foie présentait une suite de nodosités dures.

Observation CXXVI. — 1897. *Courtois Suffit et Lejars*. Société de Chirurgie, 8 octobre.

Femme de 29 ans, antécédents d'ulcère gastrique. Début par une violente douleur épigastrique suivie de syncope. Aspect bilobé du ventre. Voussure épigastrique sonore dans la position horizontale, mate dans la position verticale.

Diagnostic : Abcès gazeux sous-phrénique.

Incision le long du bord externe du grand droit. Issue d'un litre de pus. Lavage. Drainage.

Mort, le quatrième jour, de septicémie.

A l'autopsie : Deux abcès gazeux sous-diaphragmatiques, *un antérieur* limité en arrière par la face antérieure du lobe gauche, à droite par le ligament suspenseur, à gauche par des adhérences entre la paroi thoracique et l'estomac, en haut et en avant par la concavité diaphragmatique et une partie de la portion épigastrique de la paroi abdominale antérieure, en bas par le côlon transverse et communiquant avec une perforation de la paroi antérieure ; *un postérieur* au fond de l'hypocondre gauche, près de la rate réduite en bouillie, communiquant avec une perforation de la face postérieure de la grosse tubérosité.

Observation CXXVII. — 1897. *Monod*. Soc. de Chir., 8 octobre.

Vieil éthylique, troubles alcooliques et gastriques anciens, cachexie extrême, signes cavitaires pulmonaires, vomique.

Diagnostic : abcès sous-phrénique.

Incision thoracique postérieure, résection costale, incision transpleurale.

Mort dans la soirée.

A l'autopsie : Abcès sous-diaphragmatique, d'origine gastrique. Diaphragme perforé.

Observation CXXVIII. — *Lépine*. Revue de médecine, 10 décembre 1897, p. 1001.

Homme de 29 ans. Depuis une dizaine de jours, signes thoraciques du côté droit, voussure de l'hypocondre droit, tympanisme à ce niveau, foie très abaissé, matité et résistance de tout le côté droit de l'abdomen, fluctuation évidente en certains points. Pas de vomissements, pas de diarrhée, anorexie, abattement ; fièvre, 39°5 le soir.

Diagnostic : Pyopneumothorax sous-phrénique.

Quatre incisions en divers points de l'abdomen à droite, donnent issue à du pus et des gaz, lavage. Dans les jours qui suivent, issue de matières stercorales par les plaies.

Mort.

Observation CXXIX. — 1897. *Routier.* Société de chirurgie, 17 novembre 1897.

Troubles hépatiques et pleuraux, une incision exploratrice donne issue à du pus et est le point de départ d'une fistule intarissable.

La résection costale de la paroi costo-thoracique et l'incision transpleurale conduisent sur un abcès sous-diaphragmatique droit.

Guérison.

Observation CXXX. — 1897. *Potherat.* Soc. de Chir., 17 nov.

Homme de 47 ans. Troubles gastriques datant de cinq ans. Voussure et abcès de la paroi thoracique inférieure. On diagnostique un abcès du foie. L'incision au-dessus du rebord costal laisse subsister un trajet fistuleux.

Résection costale, incision transpleurale, conduit sur un abcès sous-diaphragmatique droit qu'on draine.

Guérison avec persistance d'une fistule de 7 centimètres.

Observation CXXXI. — 1897. *Monod.* Soc. de chir., 17 nov.

Femme de 25 ans, antécédents gastriques, état infectieux grave, collection fluctuante du creux épigastrique sonore en haut, mate en bas. Signes de pleurésie et phénomènes cavitaires à gauche.

Incision postérieure transdiaphragmatique mène sur un abcès sous-diaphragmatique gauche à 2 prolongements, l'un supérieur vers le poumon, l'autre inférieur vers l'épigastre.

Guérison.

Observation CXXXII. — 1897. *Jalaguier.* Soc. de Chir., 1er déc.

Phénomènes abdominaux, signes de pleurésie diaphragmatique enkystée.

Diagnostic : Pleurésie purulente enkystée.

Incision transpleurale conduit sur un abcès sous-phrénique rétro-péritonéal à point de départ appendiculaire.

Guérison.

Observation CXXXIII. — 1897. *Fournier.* Lyon médical, 17 janv.

Femme de 41 ans. Antécédents gastriques graves, douleurs paroxystique, constipation, amaigrissement. Empâtement de

— 115 —

l'hypocondre gauche, fièvre persistante, hématémèses, mort.
À l'autopsie : vaste ulcère stomacal allant du cardia au pylore, noyaux cancéreux secondaires dans le foie et l'estomac, périgastrite adhésive, suppuration par places.

OBSERVATION CXXXIV. — 1898. *William H. et Bennett*. The Lancet, 26 février, p. 565.

Signes d'ulcère d'estomac et signes péritonitiques.
Traitement : laparotomie, suture de la perforation, drainage. Guérison.
Diagnostic rétrospectif : abcès sous-phrénique par ulcération stomacale.

OBSERVATION CXXXV. — 1898. *Marcille*. Presse médicale, 11 juin, p. 226.

Signes de péritonite généralisée, laparotomie, mort.
Diagnostic rétrospectif : abcès enkysté entre la rate et le diaphragme, consécutif à un abcès de la rate, consécutif lui-même à un ulcère stomacal.

OBSERVATION CXXXVI. — 1898. *Guinard*. In thèse Page, p. 56.

Abcès sous-phrénique par pancréatite suppurée, incision transpleurale. Guérison.

OBSERVATION CXXXVII. — 1898. *Hartmann*. Société de Chirurgie, 5 janvier.

Signes d'obstruction intestinale.
Laparotomie médiane, drainage. On reconnaît l'existence, au cours de l'opération, d'un ulcère du duodénum qu'on ne peut pas suturer et d'une péritonite suppurée.
Mort par cachexie trois mois et demi après l'opération.
À l'autopsie : Ulcère non cicatrisé, abcès dans l'arrière-cavité des épiploons.

OBSERVATION CXXXVIII. — 1898. *Walther*. Société de Chirurgie, 9 février.

Femme, 49 ans. — Coliques hépatiques anciennes et récentes. Aggravation de l'état général, puis signes de pleurésie purulente, peu de gêne respiratoire, fièvre intense, amaigrissement très accentué.

Diagnostic : Pleurésie enkystée.

Résection de la 9ᵉ côte, la plèvre est trouvée libre, incision transpleurale de l'abcès.

Diagnostic rétrospectif : Abcès sous-diaphragmatique rétro-hépatique à streptocoques et à staphylocoques, consécutif à un abcès du foie, point de départ des accidents.

Guérison.

OBSERVATION CXXXIX. — 1898. *Spillmann*. Presse médicale, 7 nov. p. 138.

Signes abdominaux avec diarrhée, puis signes pulmonaires avec dyspnée très vive, cyanose, signes pleurétiques de base droite, ponction exploratrice négative.

Diagnostic : Pleurésie diaphragmatique.

Expectation. Mort.

A l'autopsie : Abcès inter-hépato-diaphragmatique droit avec congestion des bases pulmonaires, amincissement du diaphragme sans communication pleuro-péritonéale. Lésion causale : appendicite perforante.

OBSERVATION CXL. — *Barbarin*. Société anatomique, oct. 1898.

Péritonite généralisée consécutive à un abcès gazeux sous-phrénique droit. La lésion initiale était un kyste hydatique suppuré du lobe droit avec hypertrophie compensatrice du lobe gauche.

Laparotomie. Mort.

CONCLUSIONS

Il convient de distinguer un certain nombre de variétés anatomiques d'abcès sus-phréniques — dont le diagnostic clinique est relativement facile — et auxquelles répondent des indications opératoires différentes.

1° *La loge inter-hépato-diaphragmatique droite* est *limitée* en haut par le diaphragme, à gauche par le ligament falciforme et l'épiploon gastro-hépatique, en bas par la partie droite du côlon transverse et un double repli transversal du péritoine étendu de la partie supérieure du côlon ascendant à la paroi abdominale un peu au-dessous du sommet de la 11e côte.

Les lésions causales les plus ordinaires sont un abcès ou un kyste hydatique suppuré du lobe droit du foie, une perforation du pylore (cancer) ou du duodénum ulcéré ; exceptionnellement on a noté une perforation du côlon transverse ou une tuberculose péritonéale péri-hépatique.

Le diagnostic se basera sur le siège de la douleur initiale (à droite), l'extension de la voussure vers la droite, des modifications de l'étendue de la matité hépatique, l'immobilisation de la moitié droite du thorax, la coexistence d'une pleurésie droite.

Le traitement de choix consiste :

Dans les *variétés antérieures*, en la laparotomie latérale avec lavage, drainage et si possible suture de la perforation.

Dans les *variétés supérieures*, en l'incision latérale sous costale complétée au besoin par la résection du rebord costal inférieur.

Dans les *variétés postérieures*, en l'incision transpleurale après thoracotomie.

2° *La loge inter-hépato-diaphragmatique gauche*, limitée à droite par le ligament suspenseur, en arrière par le ligament triangulaire, en bas par la face supérieure du lobe gauche du foie et une portion de la face antérieure de l'estomac, en haut et à gauche par le diaphragme, en avant par des adhérences entre le diaphragme et le bord antérieur du lobe gauche et par une portion variable de la paroi abdominale antérieure.

La *lésion causale* est toujours une perforation de la paroi stomacale antérieure.

Le *diagnostic* se basera sur le siège à gauche de la douleur initiale, sur l'extension vers l'hypocondre gauche de la voussure épigastrique, sur les modifications de l'espace de Traube, sur la coexistence d'une pleurésie gauche et l'immobilisation de la moitié gauche du thorax.

Le traitement de choix est :

Dans les *variétés antérieures*, la laparotomie latérale gauche avec, si possible, suture de la perforation ;

Dans les *variétés postérieures*, l'incision transpleurale après thoracotomie.

3° *La loge péri-splénique*, limitée en haut par le diaphragme et l'extrémité gauche du lobe gauche du foie, en dedans par la grosse tubérosité stomacale et le pancréas, en arrière par le diaphragme et le rein, en avant par le diaphragme et l'épiploon, en dehors par le diaphragme et les côtes, en bas par le coude gauche du côlon et le repli méso-colique gauche.

Le *diagnostic* se basera sur le siège initial de la douleur profondément dans l'hypocondre gauche, sur le peu de tendance de la tuméfaction à envahir l'épigastre, sur l'augmentation considérable de la matité splénique, sur l'existence d'un gâteau sous-costal gauche et sur la coexistence d'une pleurésie gauche.

Les *lésions causales* sont d'ordinaire une perforation stomacale siégeant près du cardia ou sur la face postérieure de la grosse tubérosité; ou un abcès de la rate.

Le *traitement de choix* est l'incision transpleurale après thoracotomie.

4° L'*abcès rétro-stomacal* occupe l'arrière-cavité des épiploons.

Les lésions causales sont soit une perforation de la paroi postérieure de l'estomac. soit une pancréatite suppurée.

Le diagnostic n'a jamais été (au moins à notre connaissance) fait sur le vivant. Peut-être serait-il possible en se basant sur la coexistence d'une douleur épigastrique et lombaire, d'une tuméfaction épigastrique ovalaire étendue du diaphragme à l'ombilic, occupant l'épigastre et l'hypocondre gauche, ne s'accompagnant d'aucune modification des zones de matité hépatique et splénique.

Le traitement de choix paraît devoir être la laparotomie avec incision à travers le petit épiploon gastro-hépatique.

5° L'*abcès inter-hépato-stomacal* est limité en haut par la face inférieure du lobe gauche du foie, en bas par la petite courbure stomacale et une partie de la face antérieure de l'estomac. à droite par le hile du foie, en arrière par le petit épiploon, à gauche et en avant par des adhérences entre le bord antérieur du foie et la face antérieure de l'estomac.

La lésion causale est toujours une perforation d'un ulcère de la petite courbure dans un estomac biloculaire.

Cette région devra toujours être explorée au cours des interventions pour abcès sous-phréniques.

6° *Les abcès rétro-péritonéaux* occupent la portion supérieure des loges péri-néphrétiques. la portion extra-péritonéale du bord postérieur du foie, le tissu cellulaire péri-pancréatique et rétro-colique.

Les lésions causales sont les fusées supérieures des abcès périnéphrétiques. les variétés très postérieures des abcès du foie, les pancréatites suppurées, les fusées supérieures des appendicites, et exceptionnellement une fusée purulente consécutive à une pleurésie purulente.

Le diagnostic en est relativement facile grâce à la prédominance lombaire de la tuméfaction, à l'absence ordinaire de réactions péritonéales, à l'absence ordinaire de signes épigastriques, aux antécédents.

Le *traitement de choix* est l'incision lombaire.

Dans le diagnostic de tous ces abcès, les ponctions exploratrices, répétées avec de longues aiguilles, seront de la plus grande utilité.

TABLE DES MATIÈRES

Lille. — Imprimerie Le Bigot Frères, rue Nicolas-Leblanc, 25.

BERTILLON (Dr Jacques), chef des Travaux statistiques de la ville de Paris, membre du Conseil supérieur de statistique, etc. — **Cours élémentaire de statistique** conforme au programme arrêté par le Conseil supérieur de statistique et adopté par M. le Préfet de la Seine, pour le concours à l'admissibilité au grade de Commis-Rédacteur à la préfecture de la Seine. Broché. . . . . **10 fr.**

BERTRAND (L.-E.), médecin en chef de la marine, ancien professeur aux Écoles de médecine navale, et FONTAN (J.), professeur de chirurgie navale et de chirurgie d'armée à l'École de médecine navale de Toulon. — **Traité médico-chirurgical de l'Hépatite suppurée des pays chauds**, grand abcès du foie. In-8° de 732 pages avec tracés et figures . . . . **16 fr.**

BLANCHARD (Dr R.), professeur agrégé à la Faculté de médecine de Paris, secrétaire général de la Société zoologique de France. — **Histoire zoologique et médicale des Téniadés du genre Hyménolepis Weinland**. In-8° de 112 pages orné de nombreuses figures. . . . . **3 fr. 50**

BOURQUELOT (Émile), docteur ès-sciences, professeur agrégé à l'École supérieure de médecine de Paris, pharmacien en chef de l'Hôpital Laënnec. — **Les Fermentations**, vol. de l'Encyclopédie des connaissances pratiques. In-8° de 205 pages, illustré de 21 figures intercalées dans le texte. Cartonné . . . . **4 fr.**

BOURQUELOT (Émile). — **Les Ferments solubles**, 10° volume de l'Encyclopédie des connaissances pratiques. In-8° de 220 pages. Cartonné. . . . . **4 fr.**

CALMETTE (D.-A.), directeur de l'Institut Pasteur de Lille, médecin principal du corps de santé des colonies, ancien directeur de l'Institut bactériologique de Saïgon. — **Le Venin des Serpents**. Physiologie de l'envenimation. Traitement des morsures venimeuses par le sérum des animaux vaccinés. In-8° de 72 p. Broché . . . . **3 fr.**

CLADO (Dr), chef des travaux de gynécologie à l'Hôtel-Dieu, ancien chef de clinique et de laboratoire de la Faculté. — **Traité des tumeurs de la vessie**. Un fort vol. in-8° de 750 pages, 18 tableaux et 126 gravures dans le texte. Broché . . **16 fr.**

LABORDE (J. V.), directeur des travaux pratiques de physiologie à la Faculté, membre de l'Académie de médecine. — **Traité élémentaire de physiologie** d'après les leçons pratiques de démonstration, précédé d'une introduction technique à l'usage des élèves. In-8° de 450 p. avec 130 fig. dans le texte et 25 pl. dans l'introduction. Broché. **10 fr.**
Cart. à l'angl., fer spécial . . . . **12 fr.**

LÉGER (E.), pharmacien en chef à l'Hôpital Beaujon. — **Les Alcaloïdes des Quinquinas**, avec une préface de JUNGFLEISCH. In-8° de 278 pages. Broché . . . . . . **7 fr. 50**

LESAGE (le Dr), médecin des hôpitaux de Paris — Son article sur le choléra dans le supplément (1893) du **Guide pratique des Sciences médicales**. Cartonné . **5 fr.**

LETULLE (Dr), **Guide pratique des Sciences médicales**, publié sous la direction scientifique du Dr LETULLE, professeur agrégé à la Faculté de médecine de Paris, médecin des Hôpitaux. Encyclopédie de poche pour le praticien. Ouvrage in-18 de 1500 pages, cartonné à l'anglaise . . . . **12 fr.**
Le supplément pour 1892. In-18 de 420 pages . . . . **5 fr.**
Le supplément pour 1893. In-18 de 440 pages . . . . **5 fr.**

MARCHAND (Dr Léon), professeur de cryptogamie à l'École supérieure de pharmacie. — **Énumération méthodique et raisonnée des familles et des genres de la classe des Mycophytes** (Champignons Lichens). In-8° de 334 pages, avec 166 fig. intercalées dans le texte. . . . . **10 fr.**

MAUMENÉ, docteur ès-sciences. — **Manuel de Chimie photographique**. Un vol. in-8° de 499 pages. Broché . . . . **5 fr.**

SONNIÉ-MORET, Docteur en médecine, pharmacien en chef de l'Hôpital des Enfants malades. — **Éléments d'analyse chimique médicale appliquée aux recherches cliniques**. Vol. in-8° de 340 pages . . . . **6 fr.**

LILLE, IMP. LE BIGOT FRÈRES